婦人科がん治療ガイドラインエッセンシャル

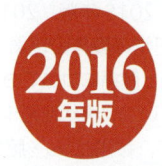
2016年版

日本婦人科腫瘍学会 編

金原出版株式会社

序　文

　日本婦人科腫瘍学会のガイドライン委員会が2002年に設置され，宇田川康博委員長と八重樫伸生副委員長のご尽力によって，婦人科がんで最初の『卵巣がん治療ガイドライン2004年版』が発刊されました。その後，『子宮体癌治療ガイドライン2006年版』，『子宮頸癌治療ガイドライン2007年版』が刊行され，それぞれが改訂を重ね，現在，2015年版，2013年版，2011年版を最新版として日常の臨床の現場で汎用されています。さらに，外陰癌と腟癌についてもその治療指針が国際的にも明示されていない実状を踏まえ，4つ目の治療ガイドラインとして，『外陰がん・腟がん治療ガイドライン2015年版』が出版されました。このわずか15年の間に，がん治療は従来の医学の概念の枠を越え，無数のエビデンスを根拠に発展・進化を続けています。婦人科がんもその例外ではなく，その結果，改訂毎に頁数が嵩んで参りました。そこで，実地臨床において身近に携帯され，より多く使用されることで，患者さんに最善の結果がもたらされることを願って，4つの治療ガイドラインを1冊にまとめ，ポケット版のエッセンシャルとして上梓する運びとなりました。

　今回の編集にあたり，以下の点を基本と致しました。
1. 現在の最新版に挙げられている全てのCQをエッセンシャルで採用し，推奨はそのままの記述とする中で，解説文を抜粋し，1項目を見開き2頁に収めました。
2. 全てのガイドラインの巻頭にある治療のフローチャートを，エッセンシャルの各ガイドラインの最初に収載し，基本事項と総説，参考文献は削除しました。また，巻末には「抗悪性腫瘍薬の有害事象一

序　文

　覧」を一つにまとめ，略語をガイドライン毎に識別できるように「略語一覧」の表にしました。
3. 最新版の記述から大幅な変更や追加記載が必要となった箇所を下線で表示しました。例えば，子宮頸癌 0 期が新しい臨床進行期から削除されたことに伴う CIN 3 または上皮内腺癌の表記，最近のランダム化比較試験の情報などです。
4. 子宮頸癌治療ガイドラインは現在 2017 年の発刊をめざして改訂作業中で，最新情報はその中に収載されます。
5. エッセンシャルは抜粋した縮小版であり，詳細な解説や参考文献は現在の最新版を是非熟読して頂くよう切望しています。

　最後に，本学会の吉川裕之理事長，宇田川康博名誉教授，八重樫伸生教授のおふたりのガイドライン委員会の歴代委員長，そして三上幹男副委員長，そして理事会，代議員会，学会員の方々の的確なご助言に深甚なる謝意を表します。さらに，永瀬 智主幹事，金内優典編集幹事，編集にご参加頂いた 12 名の各ガイドラインの小委員長と 7 名の幹事の方々の献身的なご尽力に感謝申し上げます。最後に，編集の過程で昼夜を問わずご苦労頂いた本学会事務局の安田利恵さん，ならびに金原出版株式会社編集部の安達友里子さんをはじめ関係の方々にお礼申し上げます。

　2016 年 3 月

日本婦人科腫瘍学会ガイドライン委員会
委員長　片渕　秀隆

委員一覧

日本婦人科腫瘍学会
婦人科がん治療ガイドライン エッセンシャル
2016年版

ガイドライン委員会

委員長	片渕　秀隆	
副委員長	三上　幹男	
初代委員長	宇田川康博	（2002～2008年）
第2代委員長	八重樫伸生	（2008～2012年）
主幹事	永瀬　　智	
編集幹事	金内　優典	

婦人科がん治療ガイドライン エッセンシャル作成委員会

子宮頸癌治療ガイドライン2011年版

小委員長	青木　陽一
	齋藤　　豪
	蜂須賀　徹
	三上　幹男
幹　事	潮田　至央
	小宮山慎一
	田畑　　務
	山上　　亘

子宮体がん治療ガイドライン2013年版

小委員長	井箟　一彦
	加藤　秀則
	久布白兼行
	髙松　　潔

委員一覧

幹　事	蝦名　康彦
	大竹　秀幸
	金内　優典
	村松　俊成

卵巣がん治療ガイドライン 2015 年版

小委員長	伊藤　潔
	岡本　愛光
	鈴木　直
	森重健一郎
幹　事	蝦名　康彦
	大竹　秀幸
	永瀬　智
	村松　俊成

外陰がん・腟がん治療ガイドライン 2015 年版

小委員長	齋藤　俊章
幹　事	田畑　務

資料集

	金内　優典

（五十音順）

v

目次

子宮頸癌治療ガイドライン 2011 年版

- フローチャート ······ 2
- CIN 3 と I A 期の主治療 CQ01〜07 ······ 12
- I B 期と Ⅱ 期の主治療 CQ08〜15 ······ 26
- I B 期と Ⅱ 期の術後補助療法 CQ16〜19 ······ 42
- Ⅲ 期と Ⅳ 期の主治療 CQ20〜25 ······ 50
- 再発癌の主治療 CQ26〜30 ······ 62
- 妊娠合併子宮頸癌の治療 CQ31〜33 ······ 72
- 治療後の経過観察 CQ34, 35 ······ 78

子宮体がん治療ガイドライン 2013 年版

- フローチャート ······ 84
- 初回治療（特殊組織型を含む）CQ01〜16 ······ 102
- 術後治療（特殊組織型を含む）CQ17〜20 ······ 134
- 治療後の経過観察 CQ21〜25 ······ 142
- 進行・再発癌の治療 CQ26〜31 ······ 150
- 妊孕性温存療法（子宮内膜異型増殖症・
  類内膜腺癌 G1 相当）CQ32〜36 ······ 162
- 癌肉腫・肉腫の治療 CQ37〜42 ······ 172
- 絨毛性疾患の治療 CQ43〜48 ······ 184

卵巣がん治療ガイドライン 2015 年版

- フローチャート ······ 198
- 卵巣癌 CQ01〜22 ······ 210
- 上皮性境界悪性腫瘍 CQ23〜25 ······ 254

目次

再発卵巣癌 CQ26〜30 ……………………………………… 258
腹膜癌・卵管癌 CQ31〜34 ………………………………… 268
胚細胞腫瘍 CQ35〜38 ……………………………………… 276
性索間質性腫瘍 CQ39〜41 ………………………………… 284

外陰がん・腟がん治療ガイドライン 2015 年版
フローチャート ……………………………………………… 290
外陰癌 CQ01〜10 …………………………………………… 300
腟 癌 CQ11〜14 …………………………………………… 320
その他の外陰がん・腟がん CQ15, 16 …………………… 328

資料集
❶ 抗悪性腫瘍薬の有害事象一覧 …………………………… 334
❷ 略語一覧 …………………………………………………… 346

索 引 ………………………………………………………… 356

子宮頸癌
治療ガイドライン

2011年版

抜粋

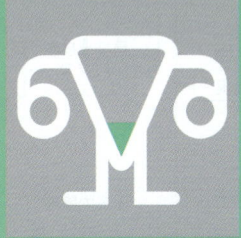

後援
●
日本産科婦人科学会／日本産婦人科医会／
婦人科悪性腫瘍研究機構／日本放射線腫瘍学会

子宮頸癌治療ガイドライン 2011 年版

フローチャート 1
上皮内病変・微小浸潤癌の治療 [a]

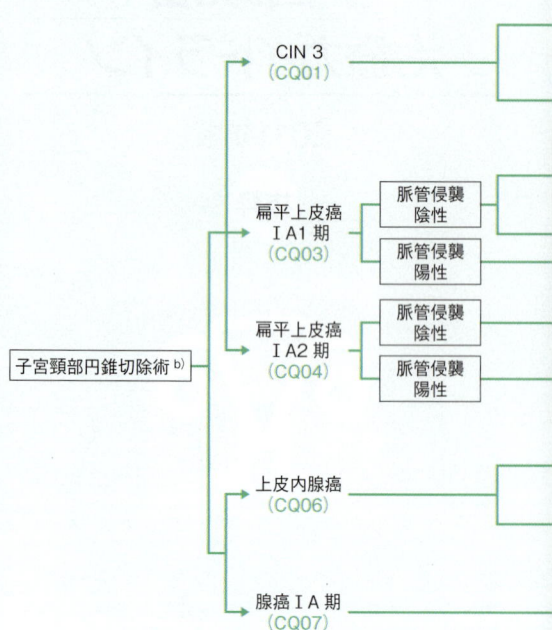

注 a) 高齢者などで子宮頸部の萎縮などにより円錐切除術が困難な場合，円錐切除術を省略することも考慮される。ただし，術前に，細胞診，コルポスコピー，組織診を十分に検討し，推定病変に見合った子宮摘出を行う必要がある。
　 b) 円錐切除術時，頸管内掻爬を行う。陽性例は切除断端陽性と同様に取り扱う。

フローチャート

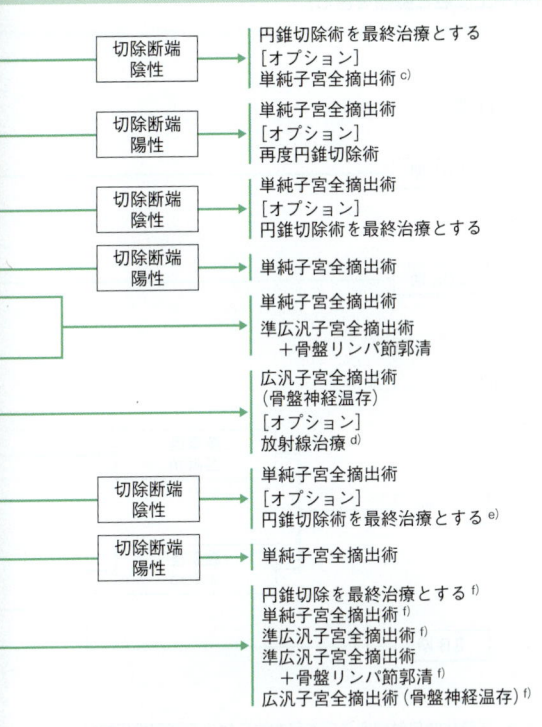

切除断端陰性	円錐切除術を最終治療とする [オプション] 単純子宮全摘出術 c)
切除断端陽性	単純子宮全摘出術 [オプション] 再度円錐切除術
切除断端陰性	単純子宮全摘出術 [オプション] 円錐切除術を最終治療とする
切除断端陽性	単純子宮全摘出術
	単純子宮全摘出術 準広汎子宮全摘出術 ＋骨盤リンパ節郭清
	広汎子宮全摘出術 (骨盤神経温存) [オプション] 放射線治療 d)
切除断端陰性	単純子宮全摘出術 [オプション] 円錐切除術を最終治療とする e)
切除断端陽性	単純子宮全摘出術
	円錐切除を最終治療とする f) 単純子宮全摘出術 f) 準広汎子宮全摘出術 f) 準広汎子宮全摘出術 ＋骨盤リンパ節郭清 f) 広汎子宮全摘出術(骨盤神経温存) f)

c) 妊孕性温存を望まない場合には，単純子宮全摘出術も考慮される。
d) NCCNガイドライン2010年版では放射線治療も選択肢とされている。
e) 切除断端陰性でも約20％に残存病巣が発見されるとの報告があり，子宮温存には慎重を要する。
f) 円錐切除標本の病理組織学的所見，すなわち浸潤の程度，脈管侵襲の有無などにより術式の個別化を行う。

子宮頸癌治療ガイドライン 2011 年版

フローチャート 2
子宮頸癌の I B 期・II 期の治療
（扁平上皮癌と腺癌を含む）

I B 期（CQ08, 09, 15）

- I B1 期
- I B2 期

II 期（CQ08〜10, 15）

- II A 期
  - 腫瘍径 ≦4cm
  - 腫瘍径 >4cm
- II B 期

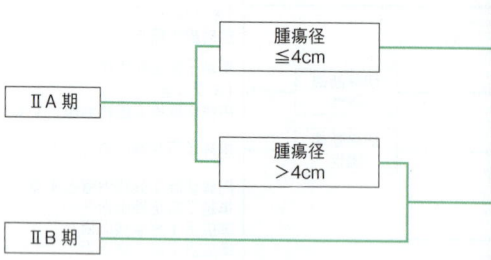

注 a）同時化学放射線療法の本邦女性に対する認容性について十分検証されていないので、その施行には十分な注意が必要である。

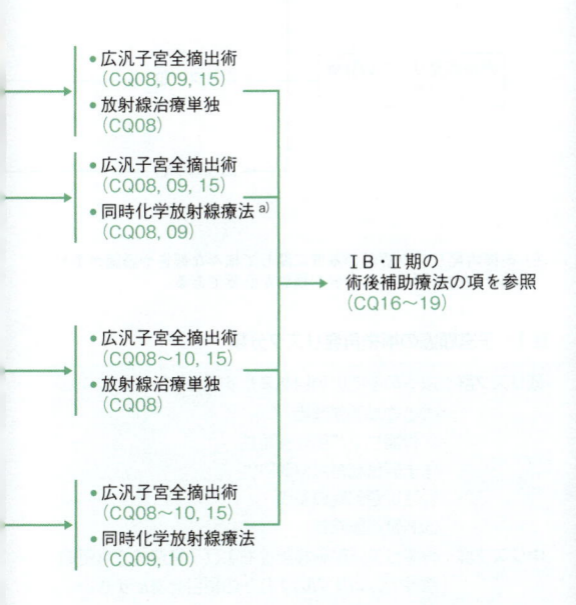

フローチャート

- 広汎子宮全摘出術
  (CQ08, 09, 15)
- 放射線治療単独
  (CQ08)

- 広汎子宮全摘出術
  (CQ08, 09, 15)
- 同時化学放射線療法 [a]
  (CQ08, 09)

ⅠB・Ⅱ期の
術後補助療法の項を参照
(CQ16〜19)

- 広汎子宮全摘出術
  (CQ08〜10, 15)
- 放射線治療単独
  (CQ08)

- 広汎子宮全摘出術
  (CQ08〜10, 15)
- 同時化学放射線療法
  (CQ09, 10)

子宮頸癌治療ガイドライン2011年版

フローチャート3
子宮頸癌のⅠB期・Ⅱ期の術後補助療法
（扁平上皮癌と腺癌を含む）

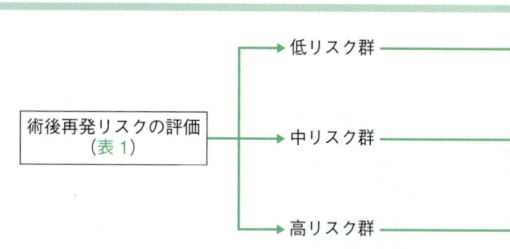

注）術後再発リスク評価の基準に関して様々な報告や議論があり，個々の例に関しての十分な検討が必要である。

表1　子宮頸癌の術後再発リスク分類

低リスク群：以下の全ての項目を満たすもの
　　　　　　①小さな頸部腫瘍
　　　　　　②骨盤リンパ節転移陰性
　　　　　　③子宮傍結合織浸潤陰性
　　　　　　④浅い頸部間質浸潤
　　　　　　⑤脈管侵襲陰性
中リスク群：骨盤リンパ節転移陰性および子宮傍結合織浸潤陰性で，以下のいずれかの項目を満たすもの
　　　　　　①大きな頸部腫瘍
　　　　　　②深い頸部間質浸潤
　　　　　　③脈管侵襲陽性
高リスク群：以下のいずれかの項目を満たすもの
　　　　　　①骨盤リンパ節転移陽性
　　　　　　②子宮傍結合織浸潤陽性

フローチャート

→ 経過観察

→ ・放射線治療単独
・同時化学放射線療法
(CQ16, 17)

→ ・同時化学放射線療法
(CQ16, 17)

注)頸部腫瘍の大きさ，頸部間質浸潤の深さ，骨盤リンパ節転移陽性時の転移リンパ節の個数・部位，さらに再発リスク因子の個数については様々なリスク分類の基準・報告があり，頸部腫瘍の大きさ，具体的な浸潤の深さを規定してリスク分類を行うことは適切でないと判断し，「浅い・深い」「大きい・小さい」のような表現にとどめた。頸部腫瘍の大きさに関しては臨床進行期分類も 4 cm を採用していることから，これを 1 つの目安にしている報告が多い。脈管侵襲に関しては論議が分かれている。

子宮頸癌治療ガイドライン 2011 年版

フローチャート 4
子宮頸癌のⅢ期・Ⅳ期の治療
（扁平上皮癌と腺癌を含む）

Ⅲ期（CQ20～23, 25）
- ⅢA 期
- ⅢB 期

Ⅳ期

ⅣA 期（CQ20～23, 25）

ⅣB 期（CQ24, 25）

注 a）同時化学放射線療法の本邦女性に対する認容性について十分検証されていないので，その施行には十分な注意が必要である。

フローチャート

→ 同時化学放射線療法[a]
（CQ20〜22, 25）

→ 同時化学放射線療法[a]
（CQ20〜22, 25）

→ ・全身化学療法
・放射線治療
・BSC
（CQ24, 25）

子宮頸癌治療ガイドライン 2011 年版

フローチャート 5
子宮頸癌の再発癌の治療
（扁平上皮癌と腺癌を含む）

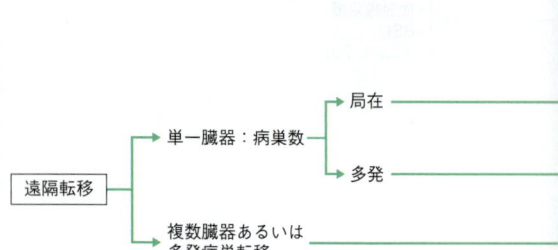

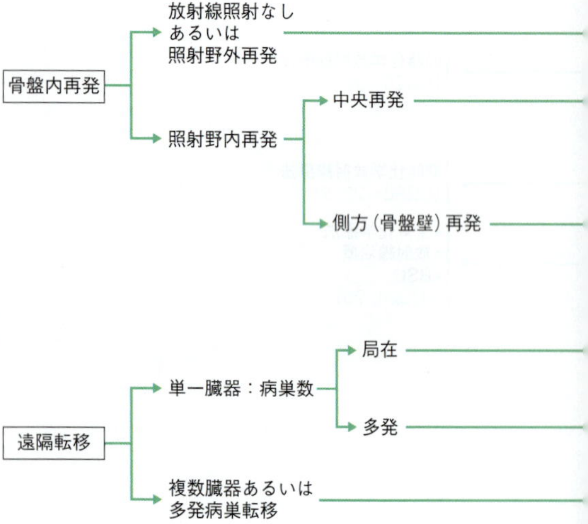

フローチャート

- 放射線治療単独
- 同時化学放射線療法
  (CQ26)

- 骨盤除臓術
- 子宮全摘出術
- 化学療法
- BSC
  (CQ27, 29, 30)

- 化学療法
- BSC
  (CQ27, 29, 30)

- 外科的切除術
- 放射線治療
- 化学療法
- BSC
  (CQ28～30)

- 放射線治療
- 化学療法
- BSC
  (CQ28～30)

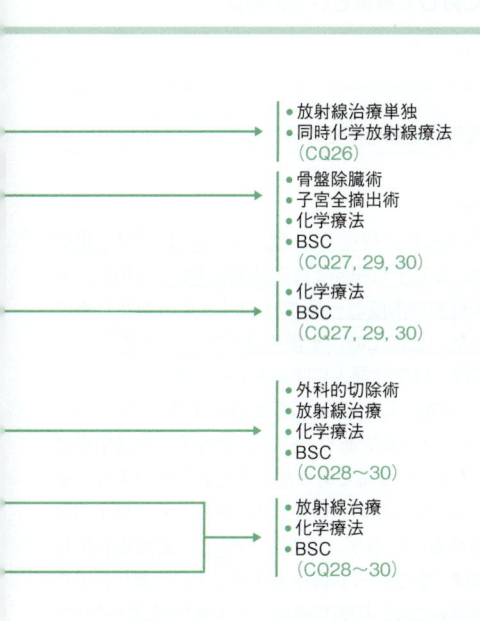

子宮頸癌治療ガイドライン 2011 年版

CQ 01

CIN 3 に対して推奨される治療は？

推奨
子宮頸部円錐切除術が奨められる（グレード B）。

● 解 説 ●

　『子宮頸癌取扱い規約 第 3 版』（2012 年）では，組織学的分類として子宮頸部上皮内腫瘍（CIN）を採用し，上皮内癌は高度異形成と一括され CIN 3 に分類されることになった。そのため，本書では CIN 3 を採用した。日本産科婦人科学会婦人科腫瘍委員会の報告によると，CIN 3 の治療として円錐切除術が行われたものは，2012 年には 81％であり，一方，単純子宮全摘出術が行われたものは 13％であった。子宮温存を望まない症例や高齢者には円錐切除術を省略し最初から単純子宮全摘出術も考慮されるが，術前に CIN 3 と診断されたものの中には，少なからず微小浸潤癌以上の病変が含まれることがあるため，円錐切除術による病理組織学的結果を踏まえた上で子宮摘出の要否を決定するのが妥当と考えられる。

　円錐切除術の方法は，メス（コールドナイフ）によるもの，レーザー，高周波電流を用いた LEEP，超音波を用いたハーモニックスカルペルなどによるものがある。レーザーには CO_2 や YAG などの種類がある。

　コールドナイフによる円錐切除術は組織に対する熱変

CIN 3 と I A 期の主治療

性が加わらないため正確な病理組織学的診断が得られる利点があり、レーザーや LEEP と同等の治療効果が認められるとの報告もある。しかし、術中出血が多くそのための縫合を行った場合、子宮側の遺残病変が頸管内に埋没しやすく注意を要する。レーザーでは、コールドナイフによる円錐切除術と同様に十分な奥行き幅を有する検体が一塊として摘出可能なことから、病変の局在部位にかかわらず CIN 3 が診断および治療の適応となり得る。また、その治癒率もおおむね 100 % 近い成績が報告されている。一方、LEEP では摘出できる検体の奥行き幅が不十分であることから、頸管内深くに病変が存在する可能性がある場合には取り残しの危険性が高い。LEEP の適応は病変が子宮腟部に限局する場合に限るのが望ましい。なお、コルポスコピーで病変が十分に確認できない例、頸管内病変が疑われる例、細胞診が組織診を上回る例などには、頸管内搔爬組織診を行うことにより、子宮側の病変遺残や予期せぬ浸潤癌の存在を予測できると報告されている。

CIN 3 に対する円錐切除術が治療後の早産リスクを高めることが報告されており、妊孕性温存希望者に円錐切除術を行う場合には、十分なインフォームド・コンセントを得る必要がある。

その他の治療法としては、レーザー蒸散術、冷凍凝固療法などがあり、コルポスコピーで全病変が可視領域にある CIN 2 や CIN 3 (高度異形成)が主な適応と考えられる。光線力学療法(PDT)については標準治療としては普及していない。

子宮頸癌治療ガイドライン 2011 年版

CQ 02

治療後に再発した場合，どのような対応が推奨されるか？

推奨

①子宮頸部円錐切除術後の再発には，再度これらの術式を施行するか，症例により子宮全摘出術が奨められる(グレード B)。

②レーザー蒸散術や冷凍凝固療法を施行した後の再発には，子宮頸部円錐切除術や子宮全摘出術が奨められる(グレード B)。

● 解 説 ●

子宮頸部円錐切除術後の再発

　円錐切除術後の切除断端陽性例での再発率は 9〜16％，切除断端陰性例での再発率は 2〜4％と報告されている。切除断端陽性例でも子宮側の遺残病変が CIN 2 以下であれば 61％は経過観察中に自然消失するとの報告もある。しかし，切除断端陽性，陰性にかかわらず厳重な経過観察が必要で，CIN 3 の遺残や再発例では円錐切除術や LEEP を再施行し病理組織学的診断を行うことが重要である。浸潤癌が疑われる場合など，症例によっては子宮全摘出術も考慮すべきである。なお，円錐切除術に加えて切除面に十分な蒸散を加えることにより，子宮側の病変遺残や再発を防止できるとの報告がある。

CIN 3とⅠA期の主治療

レーザー蒸散術や冷凍凝固療法後の再発

　レーザー蒸散術や冷凍凝固療法では，組織標本が得られないため最終診断ができない。また，術前にCINと診断されたものの中には，少なからず上皮内癌を超えた病変が含まれる場合もある。CIN 3の保存療法後の長期経過観察例の中では冷凍凝固療法後の症例が，最も浸潤癌になるリスクが高率であることやレーザー蒸散術後の長期経過観察例でも少数ながら浸潤癌の発生もみられることから，レーザー蒸散術や冷凍凝固療法後のCIN 3の再発では，円錐切除術や子宮全摘出術を施行して最終組織診断を得ることが推奨される。

子宮頸癌治療ガイドライン 2011 年版

CQ 03

ⅠA1 期に対して推奨される治療は？

> **推奨**
> ①妊孕性温存を強く希望する症例においては，脈管侵襲がなく切除断端が陰性で，かつ頸管内掻爬組織診が陰性であれば子宮頸部円錐切除術のみで子宮温存が奨められる(グレード B)。
> ②脈管侵襲を認めない症例に対しては，骨盤リンパ節郭清を省略した単純子宮全摘出術が奨められる(グレード B)。
> ③脈管侵襲がある場合には，準広汎子宮全摘出術と骨盤リンパ節郭清が考慮される(グレード C1)。

● 解説 ●

　ⅠA1 期の診断は原則的には円錐切除標本を用いて行うべきであり，妊孕性温存を強く希望する症例や子宮全摘出術が困難な症例に対しては，円錐切除術と頸管内掻爬を行い，切除断端が陰性で脈管侵襲がなければ，子宮温存は可能である。

　NCCN ガイドライン 2010 年版では，脈管侵襲を認めないⅠA1 期症例に対しては単純子宮全摘出術が推奨されている。日本産科婦人科学会婦人科腫瘍委員会による 2012 年度子宮頸癌患者年報では，ⅠA1 期の 44％が円錐切除術を，35％が単純子宮全摘出術を最終治療としている。

CIN 3 と I A 期の主治療

　I A1 期の骨盤リンパ節への転移の頻度は 0～1％と低いが，脈管侵襲を認める症例では骨盤リンパ節転移率が高くなるとする報告があり，骨盤リンパ節郭清を追加するとともに準広汎子宮全摘出術を行う場合もある。なお，本邦の 9 施設による 2,381 例の集計によると I A1 期の脈管侵襲の頻度は 0.2～3％と考えられる。

　コルポスコピーにて浸潤癌の所見を認めず，細胞診および狙い組織診にて微小浸潤癌 I A1 期を超えないと判断される場合は，子宮温存可能な治療法のオプションとして，光線力学療法（PDT）を行う方法も報告されている。

子宮頸癌治療ガイドライン 2011 年版

CQ 04

ⅠA2 期に対して推奨される治療は？

> **推奨**
>
> ① ⅠA2 期においては骨盤リンパ節郭清を含む準広汎子宮全摘出術以上の手術が考慮される(グレード C1)。
> ② 診断的子宮頸部円錐切除術で詳細な病理組織学的検索が行われた結果，脈管侵襲のみられない症例についてはリンパ節郭清の省略が考慮される(グレード C1)。

● 解説 ●

ⅠA2 期全体の骨盤リンパ節への転移の頻度は 0～10％で，その危険因子である脈管侵襲の頻度は 2～30％である。子宮傍結合織への浸潤リスクは非常に低い。

子宮の摘出方法については，NCCN ガイドライン 2010 年版では広汎子宮全摘出術あるいは広汎子宮頸部摘出術が推奨されている。広汎子宮頸部摘出術に関しては，標準治療とはなっていない。また，診断的円錐切除術で詳細な病理組織学的検索が行われた結果，脈管侵襲のみられない症例については，リンパ節転移や子宮傍結合織への浸潤リスクは非常に低いことから，(拡大)単純子宮全摘出術への縮小が考慮できる。子宮温存を強く希望する症例に円錐切除術のみで治療終了とすることは，切除断端陰性，脈管侵襲陰性かつ頸管内掻爬組織診陰性の全てを満足する場合に限り考慮し得るが，その適応は慎重でなければならず，今後の症例の蓄積・検討が待た

れる。

　ⅠA2期のリンパ節転移について，20論文のレビューでは，ⅠA2期1,063例中リンパ節郭清が施行されたのは805例で，うち39例(5％)にリンパ節転移が認められた。脈管侵襲の有無とリンパ節転移に関しては，脈管侵襲は535例中158例(30％)に認められ，脈管侵襲陽性の158例中19例(12％)にリンパ節転移が認められたのに対して，脈管侵襲陰性の場合は377例中5例(1％)とリンパ節転移は低率であった。

　以上より，円錐切除標本に対して詳細な病理組織学的検索が行われ，その結果，脈管侵襲が認められない症例に限定すれば，リンパ節郭清の省略を考慮し得る。

　ⅠA2期のように腫瘍径が小さい場合の系統的リンパ節郭清省略の根拠として，センチネルリンパ節の検索は有用といえる。

　高齢や合併症のために手術療法を適応できない症例の治療法のオプションとして，放射線治療がある。

子宮頸癌治療ガイドライン 2011 年版

CQ 05

単純子宮全摘出術後に up stage されて IB 期(またはそれ以上)の癌がみられた場合，推奨される治療は？

推奨

放射線治療あるいは同時化学放射線療法(CCRT)の追加が考慮される(グレード C1)。

● 解説 ●

 単純子宮全摘出術後に IB 期以上の癌を認めた場合の取り扱いについては，術後の放射線治療の報告が多数みられ，いずれもおおむね良好な成績を報告しており，合併症の頻度も許容範囲内としている。しかし，腫瘍径が小さく，間質浸潤が浅い症例では，より合併症を軽減するため外部照射の省略や，外部照射総線量の減量，有意差はないものの腔内照射の省略の可能性を提唱している，また，他の報告では文献レビューより腔内照射の有用性を認めている。しかし，腫瘍径の大きい症例や脈管侵襲を示す症例などでは予後が悪く，これは広汎子宮全摘出術後の症例の調査結果と同様である。一方，parametrectomy(子宮傍結合織摘出術)を推奨する報告もある。これらの報告は radical parametrectomy(RP)は有用で十分に臨床に使える方法で，症例によっては放射線治療を省くことができるとしている。RP は腹腔鏡下での手術も十分安全であると述べている報告もある。しかし，RP は技術的に難しいと述べている報告

CIN 3 と Ⅰ A 期の主治療

や術中合併症は広汎子宮全摘出術より頻度が高いとする報告もある。最近の報告では，高リスク症例に対してはRT/CCRTを推奨している。これらを反映してNCCNガイドライン2010年版では，3mm以内でも脈管侵襲のある症例やⅠA2期以上の症例に対しては，まず病理組織学的検索，腎機能評価，各種画像診断などを行い，症例の再評価をし，それらの検討で病変を検出できなかった症例には，①外部照射と腔内照射併用あるいはそれに加えてのプラチナ含有の併用化学療法または，② parametrectomy（含，骨盤リンパ節郭清，腟壁切除）あるいはそれに加えての傍大動脈リンパ節生検を奨めている。

子宮頸癌治療ガイドライン 2011 年版

CQ 06

上皮内腺癌に対して推奨される治療は？

推奨

①単純子宮全摘出術が奨められる(グレード B)。
②妊孕性温存希望例には厳密な管理の下であれば子宮頸部円錐切除術により子宮の温存が考慮される(グレード C1)。

● 解 説 ●

　上皮内腺癌は頸管内および深部の頸管腺に局在することがあり，通常の細胞診では偽陰性となることがある。一方，上皮内腺癌の 24〜75％に扁平上皮系の病変を伴うといわれており，CIN として行った円錐切除標本に上皮内腺癌がみつかることは少なくない。また，上皮内腺癌は扁平上皮系の上皮内癌と異なり，特有のコルポスコピー所見を示さない場合もあることから，病変の拡がりや浸潤の深さを評価することが困難である。したがって，子宮頸部細胞診で異型腺細胞が検出され上皮内腺癌以上の病変が疑われる場合には，正確な診断を得るために子宮頸部円錐切除術が選択される。

単純子宮全摘出術

　上皮内腺癌では円錐切除術後，切除断端陽性例の約半数に子宮側の残存病巣がみつかることや，頸管内膜にskip lesion が存在することが指摘されている。さらに，切除断端陰性例でも約 20％に子宮側の残存病巣が発見

CIN 3とⅠA期の主治療

されると報告されている。また，切除断端陽性例に関して，LEEPで治療された切除断端陽性の31例では，摘出子宮で4例の浸潤腺癌を含めて14例(48%)に残存病巣が認められたとしている。1,278症例のメタアナリシスで，切除断端陽性症例は有意に病巣遺残のリスクが高率であり，再発率は切除断端陰性の症例で3%，陽性症例で19%であったと報告されている。以上より，妊孕性温存希望のない症例や切除断端陽性の症例には単純子宮全摘出術を行うことが安全である。

子宮頸部円錐切除術

妊孕性温存希望例に対してコールドナイフを用いた円錐切除術あるいはLEEPを施行した101例において，術後35症例で計49妊娠がみられたとの報告がある。また，レーザー円錐切除術後，平均経過観察期間が43カ月で切除断端陰性の症例で再発はみられなかったとする報告もみられる。このようなことから，妊孕性温存希望例には厳密な管理の下であれば円錐切除術による子宮温存を選択可能である。なお，円錐切除術施行時に頸管内掻爬組織診を行うことにより，子宮側の腺系病変遺残を予測できるとの報告がある。一方，病巣の病理組織学的評価ができないレーザー蒸散術や冷凍凝固療法は推奨できない。

子宮頸癌治療ガイドライン 2011 年版

CQ 07

ⅠA 期の腺癌に対して推奨される治療は？

推奨

①ⅠA1 期の場合には，骨盤リンパ節郭清を伴わない単純子宮全摘出術を行うことも考慮される(グレード C1)。
②ⅠA2 期の場合には，骨盤リンパ節郭清を含めた準広汎子宮全摘出術以上の手術が考慮される(グレード C1)。
③妊孕性温存を強く希望する場合には，症例を選択すれば子宮頸部円錐切除術で子宮温存も考慮される(グレード C1)。

● 解 説 ●

『子宮頸癌取扱い規約 第 3 版』(2012 年)の診断基準変更により，本書では微小浸潤腺癌をⅠA1 期・ⅠA2 期に細分類している。

　微小浸潤腺癌に対する治療は，子宮頸部円錐切除術から単純子宮全摘出術，準広汎子宮全摘出術(±リンパ節郭清)，広汎子宮全摘出術まで，多岐にわたっているが，広汎子宮全摘出術が行われていることが多い。1,565 症例の文献レビューでは，間質浸潤の深さが 3.0 mm 以内の 515 症例について，骨盤リンパ節転移は 1 ％，間質浸潤が 3.1〜5.0 mm の 506 症例では 1 ％であり，また間質浸潤を 3 mm 以内と 5 mm 以内に分けずに検討した 5 mm 以内の 476 症例では，骨盤リンパ節転移

CIN 3 と I A 期の主治療

は 2％と報告されている。また，これらの症例で基靱帯浸潤は認められていない。脈管侵襲は 25 例にみられており，これらの症例には骨盤リンパ節転移は認められていない。しかし，脈管侵襲の記載は少数の報告に留まっていることから，予後を予知する因子として有用かは評価困難であるとしている。脈管侵襲の頻度について，間質浸潤が 3.1〜5.0 mm の症例(10/76)は，3.0 mm 以内の症例(7/214)に比べ頻度が高い傾向であった。こういった背景も踏まえて，微小浸潤腺癌のなかでも I A1 期症例の場合には骨盤リンパ節への転移は極めて稀であり，リンパ節郭清を伴わない単純子宮全摘出術あるいは円錐切除術で十分とする意見も少なくない。I A2 期症例に対する治療は，原則として骨盤リンパ節郭清を含めた準広汎子宮全摘出術以上の手術が必要であると考えられる。

卵巣転移に関する 26 文献の検討では，間質浸潤 5 mm 以内の頸部腺癌 155 例中，卵巣に転移を認めたものはなかったと報告している。全 I A 期腺癌に卵巣の温存を行うことについては慎重でなければならないが，少なくとも I A1 期には卵巣の温存が可能であろう。

妊孕性温存を希望する場合には，「頸管を十分に切除した円錐切除術が施行され，拡がりが完全に確認され，病巣が既存の頸管腺領域を越えない」という条件がそろっている場合に限り，慎重な経過観察のもと円錐切除術のみでも十分根治が可能であるという意見もある。

子宮頸癌治療ガイドライン 2011 年版

CQ 08

ⅠB1・ⅡA1 期（扁平上皮癌）に対して推奨される治療は？

> **推奨**
>
> 広汎子宮全摘出術あるいは根治的放射線治療が奨められる（グレード B）。

● 解説 ●

　ⅠB1・ⅡA1 期の主治療としては，症例の年齢，PS，合併症の有無などに応じて手術療法か放射線治療かを選択すべきである。日本産科婦人科学会婦人科腫瘍委員会の 2008 年度子宮頸癌患者年報によると，主治療として 86％に手術療法が，14％に放射線治療が選択されている。

　本邦では，一般的に広汎子宮全摘出術が根治術式として選択されている。本邦での広汎子宮全摘出術は岡林により確立された術式であるが，骨盤内の自律神経の損傷や腟管短縮のため，排尿，排便，性機能などが障害され，術後 QOL 低下の問題がある。そのため自律神経を温存する術式の改善が図られるとともに，術式の縮小も検討されている（CQ12 参照）。

　術式の縮小に関しては，いくつかの報告があり，ⅠB・ⅡA 期の症例を対象にした準広汎子宮全摘出術群と広汎子宮全摘出術群との 2 群間での前方視的研究では，両群間の予後に有意差を認めないという報告や，ⅠB 期の扁平上皮癌症例を対象とした検討で，腫瘍径 2 cm 以下

ⅠB期とⅡ期の主治療

の症例には脈管侵襲や子宮傍結合織内リンパ節に転移がなく，5年生存率が98％と高いという報告もある。これらのことから腫瘍径が2cm以下のⅠB1期の症例では，術式の縮小の可能性も考えられる。

広汎子宮全摘出術の際の腟壁の切除については，顕微鏡レベルでの浸潤も考慮して，十分なsurgical marginを有する切除が望ましいが，個々の症例に応じて判断すべきである。

前述のとおり本邦では，ⅠB・ⅡA期の約9割の症例に対して主治療として手術が選択されているが，これには手術術式を改善工夫し積極的に手術療法を選択してきた本邦の歴史的な背景がある。NCCNガイドライン2010年版では，ⅠB1・ⅡA1期の場合，放射線治療が手術と並列した治療オプションとして提示されている。

子宮頸癌におけるセンチネルリンパ節同定は，骨盤リンパ節郭清による下肢リンパ浮腫を軽減する方法として注目されている。色素法，ラジオアイソトープ(RI)法，およびその併用が主に行われているが，現在本邦では限定的な施設で，その有効性が検証されている段階である。

子宮頸癌治療ガイドライン 2011 年版

CQ 09

ⅠB2・ⅡA2 期（扁平上皮癌）に対して推奨される治療は？

推奨

広汎子宮全摘出術（＋補助療法）あるいは同時化学放射線療法（CCRT）が奨められる（グレード B）。

● 解説 ●

本邦においてこのグループに対しては手術療法を主体とした治療が選択されてきた。

ⅠB・ⅡA 期に対して手術療法と根治的放射線治療を比較する RCT の結果でも，手術群（±放射線治療）と根治的放射線治療群の比較において，5 年無病生存率（ともに 74％），5 年生存率（ともに 83％）に有意差を認めなかったとしており，ⅠB・ⅡA 期の主治療は手術あるいは放射線治療のいずれかと考えられる。同様の結果は多くの後方視的解析でも示されており，腫瘍径 4 cm を超える場合（ⅠB2・ⅡA2 期）には主治療に加えた何らかの補助療法を検討する必要がある。NCCN ガイドライン 2010 年版では，ⅠB2・ⅡA2 期に対する治療法として，CCRT，広汎子宮全摘出術（±術後照射，術後 CCRT），CCRT 後＋adjuvant hysterectomy が提示されている。

本邦では，腫瘍径の大きなⅠB・ⅡA 期（ⅠB2・ⅡA2 期）に対しては，広汎子宮全摘出術が広く行われてきた。手術の利点として，特に若年者について卵巣移動術など

ⅠB 期とⅡ期の主治療

により卵巣温存が可能であることが挙げられる。一方，ⅠB2・ⅡA2 期に広汎子宮全摘出術を行った場合，術後に補助療法が必要となる可能性が高い。広汎子宮全摘出術が行われたⅠB2 期症例について GOG の術後補助療法適応の基準(intermediate-high risk)を適用した場合，88％は術後補助療法が必要と判定されたとの後方視的研究結果がある。

　治療の選択にあたり，治療後の QOL の検討は重要である。ⅠB・ⅡA 期について，手術と根治的放射線治療が行われた後の晩期合併症と QOL に関する検討では，手術群では尿路系，放射線治療群では腸管系の晩期合併症の頻度が有意に高いことが示されたが，両者に治療後の QOL の大きな差は認められず，性機能に関しても差はないとされた。治療後の QOL については，年齢などの患者背景，術式，放射線治療方法(特に線量)が大きく影響すると考えられ，本邦におけるデータを独自に収集しエビデンスを得る必要がある。

　本邦では，病理組織型は重要な予後因子の一つと認識され，主治療および補助療法の選択など，治療方針を決定する上で重要な因子と考えられている。一方米国では，腺癌と扁平上皮癌とで治療方針を明確に分けておらず，NCCN ガイドライン 2010 年版でも独立した記載はない。

子宮頸癌治療ガイドライン 2011 年版

CQ 10

ⅡB 期（扁平上皮癌）に対して推奨される治療は？

> **推奨**
> 広汎子宮全摘出術（＋補助療法）あるいは同時化学放射線療法（CCRT）が奨められる（グレード B）。

● 解説 ●

　ⅡB 期に対する治療法は国や医療施設により異なっている。本邦では現在でも約半数のⅡB 期症例に対して手術を含む治療法が選択されている。一方，NCCN ガイドライン 2010 年版では，ⅡB 期に対しては手術という選択肢は示されておらず，ⅡB 期症例に対しては CCRT が推奨されている。これまでⅡB 期を対象にして手術療法と根治的放射線治療を比較した RCT はない。ⅡB 期では，9 割近くの症例に対して本邦でも術後に補助療法が施行されている。補助療法として術後照射や CCRT を行った場合には，晩期有害事象が増える可能性があり，米国では，はじめから根治的 CCRT の適用が考慮されているものと考えられる。

　一般に，手術療法（広汎子宮全摘出術）と放射線治療を比較した場合，手術療法のメリットは，病理組織学的所見に基づいた正確な術後進行期の決定が可能であり，その後の治療において症例ごとの個別化が可能であること，放射線抵抗性の癌でも治療可能であること，若年者では卵巣の移動術などで卵巣機能の温存が可能であるこ

ⅠB期とⅡ期の主治療

と(CQ13参照),術後照射を避けられた場合には比較的晩期有害事象が少ないことである。放射線治療のメリットは,侵襲が少なく高齢者や合併症をもつ症例においても比較的安全に施行し得ること,広汎な腟浸潤症例で腟切除による排尿障害を避け得ることである。現時点で,手術療法あるいは放射線治療のいずれを選択するかは,年齢,PS,合併症の有無などをもとに,術後補助療法の必要性と影響も考慮しつつ決定されるべきである。

ⅡB期に対する術式に関しては,いわゆる準広汎子宮全摘出術ではなく,十分な切除範囲が得られる広汎子宮全摘出術が奨められる。広汎子宮全摘出術の際の治癒的腟壁切除には,十分な surgical margin を有する切除が望ましいが,一方で,過度の腟壁切除は性交障害や排尿障害を起こすため,症例によって配慮が必要である。

ⅡB期における骨盤リンパ節転移率は 35〜45％とされており,リンパ節郭清は術後再発リスク評価のためにも重要である。ⅡB期は一般に骨盤神経温存術の適応となりにくいが,術前診断でⅡB期であっても術後病理組織学的診断で子宮傍結合織浸潤を認めるのは約半数であり,症例によっては術中の所見を考慮しつつ骨盤神経の温存を図れる可能性もある。ただし,そのために根治性が損なわれてはならないことはいうまでもない。ⅡB期に対して根治手術前に化学療法,放射線治療,あるいはCCRT を行うことにより予後が改善するかどうかはまだ明らかではない(CQ11参照)。近年,骨盤リンパ節転移がみられないⅡB期に対して CCRT 後に子宮全摘出術を行う試みがある。

子宮頸癌治療ガイドライン 2011年版

CQ 11

Ⅰ B・Ⅱ期(扁平上皮癌)に対して術前化学療法(NAC)は推奨されるか？

推奨

腫瘍の拡がりや大きさによっては術前化学療法(NAC)による治療が考慮される(グレードC1)。

● 解説 ●

NACの理論的背景は次のようにまとめられる。①腫瘍のサイズを縮小することにより手術の根治性や安全性が向上し，手術適応症例の拡大が期待できる，②微小な転移病巣に対する効果により遠隔転移の抑制が期待できる。

また，主治療である手術，放射線治療の前に抗がん剤を投与することは次のような点で有利であると考えられる。①手術や放射線治療による腫瘍への血流障害がまだない，②放射線治療による骨髄障害を受けておらず，造血機能が良好な状態にある。一方，NACに伴う不利益として次のような点が考えられる。①NACが奏効しなかった場合には主治療開始前に腫瘍の進展を許す可能性がある，②手術療法の施行が困難となった場合には放射線治療が選択される場合が多いが，放射線治療の前に行われた化学療法が局所制御や生存に関して不利に働く可能性がある(CQ22参照)，③化学療法による貧血のため自己血貯血ができなくなり，術中・術後に輸血が必要となる可能性が高くなる。

ⅠB期とⅡ期の主治療

　近年報告された NAC＋手術療法に関する RCT では，NAC＋手術療法と手術療法（放射線治療を追加した研究も含む）の比較で NAC＋手術（放射線治療）群が手術療法（放射線治療）群に比べて良好な予後が得られたと報告している。また，NAC＋手術療法の適応として NAC を受けたⅠB・ⅡA 期における予後因子の検討から，35歳以上の症例で，腫瘍径 5 cm 以上の bulky tumor が適切という報告もある。ⅠB2〜ⅢB 期も NAC の適応であるという報告もある。

　JGOG では腫瘍縮小効果をプライマリーエンドポイントとした「子宮頸がん（扁平上皮癌）ⅠB2 期・Ⅱ期を対象とした術前化学療法 イリノテカン＋ネダプラチン第Ⅱ相試験（JGOG1065）」によって治療の有効性と安全性が報告されている[*]。

　しかし，これまで報告された多くの RCT では，NAC＋手術療法と放射線治療単独との比較では前者の有用性が示されているが，手術療法単独あるいは CCRT との比較ではその有用性は示されていない。

　以上より，侵襲を伴う NAC＋手術療法が手術療法単独あるいは CCRT を上回るエビデンスは未だ示されていない。しかし，一般診療においては，腫瘍の拡がりや大きさによっては NAC による治療が考慮されてもよいと考えられる。

---

[*] Yamaguchi S, et al. Oncol Rep 2012; 28: 487-493

子宮頸癌治療ガイドライン 2011 年版

CQ 12

広汎子宮全摘出術の場合の骨盤神経温存術は推奨されるか？

推奨

根治性を損なわない範囲内での骨盤神経温存術は考慮される(グレード C1)。

● 解 説 ●

　膀胱機能障害は広汎子宮全摘出術の代表的な術後合併症の一つである。その多くは一過性のものであるが，ときには永続的な排尿障害をきたし患者の QOL を著しく損なうことがある。

　本術式はⅠB・ⅡA 期を対象とすることが一般的であるが，ⅡB 期を含む報告もある。予後の不良な腺癌に関しては適応から除外されることもあるが，根治性を損なわない範囲内で本術式を選択するべきである。

　いくつかの後方視的研究によると，骨盤神経を温存した症例の予後は日本産科婦人科学会により集計された治療成績と比較して劣ることはない。しかし，根治性や予後に関しては十分明らかではなく，よくコントロールされた前方視的臨床試験が必要と考えられている。

　骨盤神経温存例の排尿機能は，自尿開始時期や残尿量測定のほか，膀胱内圧曲線や尿流量曲線などの尿流動態検査，術中の電気生理学的検査など，いずれにおいても非温存例に比較して有意に良好な結果が示されている。

ⅠB期とⅡ期の主治療

また，QOLの調査においても，骨盤神経温存例では術後のQOL，排尿・排便機能，性機能が良好である結果が示されている。

子宮頸癌治療ガイドライン 2011年版

CQ 13

広汎子宮全摘出術の場合に卵巣温存は可能か？

推奨

①組織型や進行期などにより症例を選択すれば，根治性を損なうことなく卵巣を温存することが可能である(グレード B)。

②卵巣を温存する場合，骨盤照射野外に移動固定が考慮される(グレード C1)。

● 解 説 ●

　広汎子宮全摘出術に伴う卵巣摘出や術後の放射線治療による卵巣機能の廃絶は患者にとって深刻な問題である。卵巣摘出がもたらす影響としては，エストロゲン欠落症状の出現，骨塩量の低下，心血管系への悪影響など，身体面での影響が大きく，また精神面での影響も無視できず，術後の QOL を維持するためには卵巣の温存が望ましい。

　卵巣温存例と摘出例の生存率に有意差は認められておらず，根治性を損なうことはないとされている。組織型別に転移率をみた場合，扁平上皮癌 0〜0.5％，腺癌 2〜14％と後者に有意に高率である。また，臨床進行期別にみると，扁平上皮癌ではⅠB期 0〜0.5％，ⅡB期 0.6〜2.2％，一方腺癌ではⅠB期 1.7〜3.8％，ⅡB期 9.9〜16.2％と報告されている。すなわち，腺癌とⅡB期以上の扁平上皮癌は卵巣温存の適応外であるが，それ

ⅠB期とⅡ期の主治療

以外では考慮してよい。ただし，腫瘍径 4 cm を超えると有意に卵巣転移が増加し，腫瘍径は組織型とともに有意な卵巣転移規定因子であることが確認されている。サイズの大きな腫瘍に関しては卵巣の温存は慎重に行うべきである。

温存にあたっては，卵巣に腫瘍病変や転移病変が存在しないことが必要である。術中に組織学的な確認をしておくことが望ましいが，術中迅速診断の臨床的意義については意見の一致をみていない。

卵巣を温存する場合，術後の放射線治療による被曝を避けるため，照射野外に移動固定を行う必要がある。移動先としては傍結腸溝や腹部の皮下組織がある。移動後の卵巣機能についてはおおむね良好とされているが，後療法の影響も大きい。放射線照射による卵巣機能維持率（平均観察期間）は，41％（43 カ月），50％（24 カ月），71％（35 カ月）と報告されている。照射野外に卵巣を固定したとしても，散乱線の影響を考慮して，照射野からある程度の距離をおいて固定すべきである。そのためには腸骨稜より頭側に卵巣を固定することが望ましい。また，後療法により卵巣機能が低下した場合，ホルモン補充療法は子宮頸癌再発のリスクを上昇させないことが報告されている。

子宮頸癌治療ガイドライン 2011 年版

CQ 14

広汎子宮全摘出術の場合に傍大動脈リンパ節郭清の追加は推奨されるか？

推奨

転移の検索や照射範囲の決定など診断的に有用な場合に，傍大動脈リンパ節郭清(生検)が考慮される(グレード C1)。

● 解 説 ●

　傍大動脈リンパ節転移は子宮頸癌の遠隔転移の一つであり，重要な予後因子と考えられている。その診断的な有用性から，海外では根治的放射線治療の際，特にⅡB期以降の進行症例においても，進行期診断を目的とした傍大動脈リンパ節生検が一般的に行われている。

　しかし，傍大動脈リンパ節郭清の治療的な有効性を証明した RCT はなく，広汎子宮全摘出術に加えた傍大動脈リンパ節郭清，特に再発予防や治療成績改善を目的とした郭清は行われていない。これらを考慮すると，ⅠB・Ⅱ期に対する傍大動脈リンパ節生検の適応は，手術前の画像所見や術中の触診で有意に腫大したリンパ節を確認した場合などに限定され，安易な拡大手術により侵襲を増やすことは望ましくない。

　文献によると，ⅠB 期での傍大動脈リンパ節転移率は2％，ⅡB 期は 7％ で，骨盤リンパ節に多発転移する症例や，総腸骨リンパ節転移を有する症例で頻度が高い。

ⅠB期とⅡ期の主治療

また，傍大動脈リンパ節への単独転移は極めて稀で，通常骨盤リンパ節転移を伴い，下腸間膜動脈より下部のリンパ節に転移を認めなかった場合，上部リンパ節には転移は存在しないと報告されている。

子宮頸癌治療ガイドライン 2011 年版

CQ 15

ⅠB・Ⅱ期の腺癌に対して推奨される治療は？

推奨

ⅠB・Ⅱ期には原則として手術療法が考慮される(グレード C1)。

● 解説 ●

　子宮頸部腺癌に関して手術と根治的放射線治療を比較するデザインの RCT はないが，ⅠB・ⅡA 期を対象とした RCT のサブグループ解析において，腺癌では手術群の予後(生存，無病生存)が有意に良好であったことが示された。また，Ⅰ・Ⅱ期に対しては，手術療法の方が根治的放射線治療よりも予後が良好であるとする後方視的研究の結果が報告されている。以上より，Ⅰ・Ⅱ期に対しては原則として手術療法が考慮される。ただし，腫瘍径 3 cm 未満の小さな腺癌に対しては放射線治療を主治療としても予後良好であるとの報告もあり，高齢や内科合併症などのために手術施行が困難な症例に対しては，根治的放射線治療の適用も考慮される。

　NCCN ガイドライン 2010 年版，ACOG の Practice Bulletin 2002 年版においては，根治的放射線治療の適応に関し，組織型を考慮した記載はみられないが，腺癌でも扁平上皮癌の場合と同様に，Ⅰ・Ⅱ期で腫瘍径の大きい例，Ⅲ期以上の局所進行例に対しては CCRT の適用が考慮される。しかし，腺癌に対する CCRT のデー

ⅠB期とⅡ期の主治療

タは十分蓄積されておらず,現時点でその有効性や最適な薬剤などに言及するまでには至っていない。

子宮頸癌治療ガイドライン 2011 年版

CQ 16

推奨される術後補助療法は？

推奨

①術後補助療法として再発高リスク群には同時化学放射線療法(CCRT)が奨められる(グレード B)。

②術後補助療法として再発中リスク群には放射線治療が奨められるが，リスク因子の数・程度によってはCCRT も考慮される(グレード C1)。

● 解説 ●

　術後再発リスク因子の中で最重要因子は骨盤リンパ節転移の有無である。

　米国 SWOG から報告された試験では，広汎子宮全摘出術が施行されたⅠA2・ⅠB・ⅡA期で，骨盤リンパ節転移陽性あるいは子宮傍結合織浸潤陽性，あるいは切除断端陽性が確認された 268 例を対象に，全骨盤照射と CCRT (全骨盤照射とシスプラチン＋フルオロウラシル，3 週毎，4 コースの同時併用)が比較された。本試験は，ほぼ骨盤リンパ節転移陽性例に対する CCRT の有効性を検証した臨床試験と考えられる。CCRT 群は放射線単独群に比較して OS，PFS が有意に優れていた。しかしながら，再発高リスク群において，1 個の骨盤リンパ節転移あるいは腫瘍径 2 cm 未満の症例に対して，全骨盤照射に化学療法を加えるメリットは明らかでなく，術後補助療法の個別化を含めた検討が必要である。

ⅠB期とⅡ期の術後補助療法

　GOG92では，ⅠB期骨盤リンパ節転移陰性例の中で，1/3を超える間質浸潤，脈管侵襲，頸部腫大の3因子のうち2因子以上の術後再発リスク因子を有する症例を対象に，術後補助療法として全骨盤照射と無治療群とのRCTが行われ，術後放射線施行群に有意な再発率の低下が認められた。しかし，再発中リスク群に対してRCTにより，術後補助療法がOSの延長に寄与したという報告はなく，広汎子宮全摘出術が完遂され骨盤リンパ節転移陰性でそれ以外の再発リスク因子をもつ症例に対する術後補助療法の選択については，様々な報告があり十分なコンセンサスが得られていないのが現状である。

子宮頸癌治療ガイドライン 2011 年版

CQ 17

術後再発リスク因子をもつ例に術後補助療法として放射線治療を行う場合，推奨される照射方法は？

推奨

① 全骨盤照射が奨められる(グレード B)。
② 3 次元的な治療計画が奨められる(グレード B)。
③ 腟断端陽性例以外では腔内照射の追加は奨められない(グレード C2)。

● 解説 ●

全骨盤照射

　照射範囲は，通常全骨盤領域とされる。外部照射(全骨盤照射)の線量は 45〜50 Gy/1 回線量 1.8〜2.0 Gy が用いられており，5 週間程度で投与される。皮膚や小腸への線量低減を考慮すると，外部照射に使用するエネルギーは 6 MV 以上が適切である。本邦で最も高頻度に使用されているエネルギーは 10〜14 MV である。前後対向 2 門で照射される場合が多かったが，皮膚や小腸への線量低減や骨盤腔内のより均一な線量投与のために，前後対向 2 門に側方からの照射を加えた直交 4 門照射(4-field box technique)が行われるようになった。直交 4 門照射では前後対向 2 門照射と比較して合併症が有意に少ないことが示されている。直交 4 門照射の場合には外腸骨リンパ節，仙骨リンパ節，基靭帯リンパ節領域などの臨床標的体積(CTV)を十分に含むよ

ⅠB期とⅡ期の術後補助療法

う側方照射野の前・後縁に注意を払う必要がある。また，大腿骨頭への線量，あるいは人工骨頭などの金属による影響にも留意する必要がある。

3次元的な治療計画

　全骨盤照射の照射野は，X線シミュレーターを用いて骨構造を指標として設定されてきた。しかし最近では，CTシミュレーターを用いた3次元的な治療計画により，リンパ節領域のCTVを定義した上で照射野を設定することが行われるようになった。

　米国ならびに本邦でも術後補助療法におけるリンパ節領域について，既に有識者によるコンセンサスに基づくCTV設定に関するガイドラインが策定されている。

　強度変調放射線治療(IMRT)は，通常の全骨盤照射(直交4門照射)と比較して有意に急性期および晩期合併症の発生率を低下させることが報告されている。

腔内照射

　「手術断端陽性」は本項で扱う術後再発リスク因子から除外されている。したがって，本項での「術後補助療法」とは，手術断端陽性以外の再発リスク因子をもつ症例を対象としている。腟断端陽性例では，遺残した癌を腔内照射の高線量域に含めることが可能な場合に腔内照射が検討される。しかし，小線源治療の線量分布の物理学的特性から，腟粘膜面に標的が存在する場合以外は腔内照射の適応はないと考えられる。

子宮頸癌治療ガイドライン 2011 年版

CQ 18

傍大動脈リンパ節領域への予防照射の適応は？

推奨

傍大動脈リンパ節領域への再発リスクが高い症例には考慮される(グレード C1)。

● 解説 ●

　米国 RTOG ではⅠB・ⅡA 期で腫瘍径 4 cm 以上の症例，およびⅡB 期を対象とし，骨盤照射群と骨盤照射＋傍大動脈リンパ節領域照射群を比較(RTOG79-20)し，後者で 10 年生存率が有意に良好であることを示した。一方，EORTC は，ⅠB～ⅡB 期で病理組織学的に，あるいはリンパ管造影で骨盤リンパ節転移陽性，かつ傍大動脈リンパ節転移陰性と診断された症例を対象に，骨盤照射群と骨盤照射＋傍大動脈領域照射群を比較する RCT を行った。その結果，全体では生存率，局所制御率，遠隔転移率の全てに有意差を認めなかった。しかし，局所制御された例に限定してサブグループ解析を行うと，傍大動脈予防照射群では，遠隔転移率，傍大動脈リンパ節転移率とも有意に低かった。

　米国 RTOG では，RTOG 79-20 の結果をもとに，ⅡB～ⅣA 期，ⅠB・ⅡA 期で腫瘍径 5 cm 以上の症例，および病理組織学的に骨盤リンパ節転移が陽性の症例を対象に，骨盤照射＋傍大動脈領域照射群とシスプラチンとフルオロウラシル同時併用での骨盤照射群とを比較す

ⅠB期とⅡ期の術後補助療法

るRCT（RTOG90-01）を行った。なお，傍大動脈リンパ節転移の有無をリンパ管造影または病理組織学的に判断し，転移陽性の症例は除外していた。結果は生存率，局所領域再発率とも，化学療法同時併用での骨盤照射群が有意に良好であった。一方，有意差はないものの，傍大動脈リンパ節への再発率は骨盤照射＋傍大動脈領域照射群の方が低かった。この結果から，化学療法を同時併用しない放射線治療単独による傍大動脈リンパ節領域への予防照射は推奨されないと考えられる。

NCCNガイドライン2010年版によれば，手術時の病理組織学的検索で傍大動脈リンパ節転移陽性が確認された場合および臨床的にCT，MRIあるいはPETで傍大動脈リンパ節転移陽性と診断された症例では，傍大動脈リンパ節領域を照射範囲に含めるとしている。臨床的に傍大動脈リンパ節転移がなく，病理組織学的な検索がされていない場合は，補助療法における予防照射範囲についての明確な推奨はされていない。しかし，傍大動脈リンパ節領域への再発リスクが高く，かつ局所制御の可能性が高い症例に限定すれば，照射の意義がある可能性がある。

傍大動脈リンパ節領域を照射する場合は，消化管障害や血液毒性などの急性期の有害事象が増加する。また，消化管の晩期合併症の発症率が高くなる。照射する場合には晩期合併症に留意した照射方法を検討する必要がある。

子宮頸癌治療ガイドライン 2011 年版

CQ 19

維持療法として経口抗がん剤や免疫療法は推奨されるか？

推奨

①経口抗がん剤の有用性は明らかではなく奨められない(グレード C2)。
②免疫療法の有用性は十分に検証されておらず奨められない(グレード C2)。

● 解説 ●

経口抗がん剤

　JGOG は，ⅠB～ⅡB 期を対象に，術後経口フルオロウラシル投与群と非投与群の RCT を行った。その結果，手術療法＋放射線治療を行った骨盤リンパ節転移陰性例では，フルオロウラシル経口剤を用いた群で 5 年生存率が有意に良好であった。しかし，サブグループ解析による結果であり，他に同様な試験が全く報告されていない。現在では，術後補助療法として同時化学放射線療法(CCRT)が推奨されているために，維持療法としての本研究結果をそのまま実地臨床に適用してもよいかどうかは明らかではない。

免疫療法

　ⅢB 期に対する放射線治療単独の併用として Z-100 の高用量，低用量の第Ⅲ相二重盲検試験が行われた結果，Z-100 低用量群において無増悪生存率，全生存率

ⅠB期とⅡ期の術後補助療法

ともに有意に予後良好であった。本検討では Z-100 非投与群が設定されておらず，Z-100 による併用効果があったかは明らかではない。また，根治手術が行われた再発リスクを有する症例や，CCRT が行われた症例における維持療法や併用療法としての免疫療法の有効性については検証されておらず，これら研究結果をそのまま実地臨床に適用してもよいかどうかは明らかではない。

子宮頸癌治療ガイドライン 2011 年版

CQ 20

Ⅲ・ⅣA 期に対して放射線治療を施行する場合，放射線治療単独と同時化学放射線療法(CCRT)のいずれが推奨されるか？

> **推奨**
> 放射線治療単独よりも同時化学放射線療法(CCRT)が奨められる(グレード B)。

● 解説 ●

1981〜2000 年に行われた RCT をもとにした Cochrane Collaboration のメタアナリシスでは，局所進行子宮頸癌に対する CCRT が放射線治療単独よりも無増悪生存率(オッズ比 0.61)および全生存率(オッズ比 0.71)を有意に改善することが示された。また，CCRT が局所再発率(オッズ比 0.61)，遠隔転移再発率(オッズ比 0.57)をともに低下させることも示された。さらに，カナダのグループは，シスプラチンを用いた 8 つの RCT について系統的レビューを行い，CCRT が死亡のリスクを低下させる(相対危険度 0.74)ことを示した。以上を踏まえて，NCCN ガイドライン 2010 年版では，Ⅲ・ⅣA 期の標準治療として CCRT を強く推奨している。

一方で反論もある。第一に，NCI の勧告のもとになった研究では，適格基準(傍大動脈リンパ節転移陽性例を除外)や放射線治療法(総線量，中央遮蔽の有無，総

Ⅲ期とⅣ期の主治療

治療期間，腔内照射線量率など)が本邦と異なるために，その推奨をそのまま受け入れられないのではないかとするものである。

さらに，本邦で主に用いられる高線量率腔内照射(HDR)でのエビデンスが十分でないことが問題点として挙げられる。また，RTOG90-01以外中央遮蔽は適用されていないのに対し，本邦ではCCRTの適応となる進行癌に対しても30～40 Gyの照射が行われた時点より中央遮蔽が挿入されることが多い。本邦のCCRTでは，子宮頸部原発巣に対して途中から腔内照射のみが化学療法と併用されることになってしまい，RCTで行われていた方法との相違点が生じることを認識する必要がある。

第二の問題として，Ⅲ・ⅣA期に限定した場合のCCRTの有用性に関するエビデンスが十分でない点が指摘されている。RTOG90-01では臨床進行期によるサブグループ解析が行われたが，Ⅲ・ⅣA期ではCCRTによる生存率の向上は有意でなかった。Eifelらは後にこのRCTの最終成績を公表し，Ⅲ・ⅣA期においても5年無病生存率が有意に良好(37% vs. 54%)であることを示したが，全生存率には有意差を認めなかった(45% vs. 59%，p=0.07)。また，Cochrane Collaborationのメタアナリシスでは，CCRTによる予後改善効果はⅢ・ⅣA期と比較してⅠ・Ⅱ期においてより大きいことが示されている。

CCRTの毒性については，急性期では上部消化管障害，血液毒性(白血球減少，血小板減少)が増加することは明らかであるが，晩期有害事象についてはデータが十分でない。

子宮頸癌治療ガイドライン 2011 年版

CQ 21

Ⅲ・ⅣA 期に対して同時化学放射線療法（CCRT）を施行する場合，推奨される薬剤は？

推奨

シスプラチンを含むレジメンが奨められる（グレード A）。

● 解説 ●

複数の RCT（表2）とメタアナリシスにより，局所進行子宮頸癌に対する CCRT の有効性が示された。しかし，それぞれの RCT の臨床的あるいは統計学的解析の違いからレジメン間の優劣の比較は極めて困難である。

代表的なレジメンとしてはシスプラチン単剤，シスプラチン＋フルオロウラシルが挙げられる。NCCN ガイドライン 2010 年版では，週 1 回投与のシスプラチン単剤あるいはシスプラチン＋フルオロウラシルが推奨されているが，投与法などの詳細は明示していない。米国で現在進行中の臨床試験や実地臨床では，シスプラチン単剤（40 mg/m^2/週，6 コース）が標準治療として用いられている。

本邦では，JGOG1066 として局所進行子宮頸癌に対する高線量率腔内照射を用いた CCRT に関する多施設共同第Ⅱ相試験が行われた。局所進行子宮頸癌Ⅲ・ⅣA 期を対象に，放射線治療（骨盤照射＋高線量率腔内照射）にシスプラチン単剤（40 mg/m^2/週，5 コース）を同時併用し，その有効性と安全性を評価するもので，プロト

Ⅲ期とⅣ期の主治療

コール完遂率は良好とされている。

表2 子宮頸癌に対するCCRTのRCT

報告者	進行期分類	化学療法レジメン	局所制御寄与	遠隔制御寄与	全生存率寄与
Keys HM, et al (GOG123)	ⅠB(>4 cm)	シスプラチン 40 mg/m² 毎週, 6コース	+	−	+
Pearcey R, et al (NCIC)	ⅠB 2〜ⅡA (>5 cm/リンパ節転移) ⅡB〜ⅣA 扁平上皮癌	シスプラチン 40 mg/m² 毎週, 5コース	−	−	−(無病生存率−)
Rose PG, et al (GOG120)	ⅡB〜ⅣA	シスプラチン 40 mg/m² 毎週, 6コース	+	+	+
		シスプラチン 50 mg/m² +フルオロウラシル 4 g/m² 4週毎, 2コース +ヒドロキシウレア 4 g/m² 6週間	+	+	+
Whitney CW, et al (GOG85)	ⅡB〜ⅣA	シスプラチン 50 mg/m² +フルオロウラシル 4 g/m² 4週毎, 2コース	−	−	+
Morris M, Eifel PJ, et al (RTOG90-01)	ⅠB〜ⅡA (>5 cm/リンパ節転移) ⅡB〜ⅣA	シスプラチン 70 mg/m² +フルオロウラシル 4 g/m² 3週毎, 3コース	+	+	+

子宮頸癌治療ガイドライン 2011 年版

CQ 22

Ⅲ・ⅣA 期に対して主治療前に施行する化学療法は推奨されるか？

推奨

①放射線治療前に施行する化学療法は奨められない(グレード D)。
②手術療法前に施行する化学療法は奨められない(グレード C2)。
③腺癌における主治療前に施行する化学療法は奨められない(グレード C2)。

● 解 説 ●

　放射線治療を施行する前に行う化学療法(NAC)の有用性を検討した RCT は 1980 年代から 1990 年代前半まで数多く行われた。しかし，それらの多くの試験で放射線治療単独群と化学療法後に引き続き放射線治療を施行する群とで生存率に有意差を認めなかった。さらに，これらの RCT を集めたメタアナリシスでも，化学療法を放射線治療前に追加しても，OS，無病生存期間，局所再発，遠隔転移のいずれの改善効果も認めなかった。現在のところ放射線治療を前提とした化学療法は世界的に推奨されておらず，NCCN ガイドライン 2006 年版でも治療法の選択肢として存在しない。

　手術療法を前提とした NAC の有用性を示した報告は散見される。しかし，化学療法が無効であった場合には

Ⅲ期とⅣ期の主治療

その後に手術を行うことは難しく，放射線治療が選択されることが多くなるが，その際には初めから放射線治療が選択された場合よりも生存率が不良であるとするいくつかの報告がある。したがって，実地臨床においてはⅢ・ⅣA期に対し手術療法や放射線治療など根治治療の前に化学療法を施行することは現時点では推奨されない。また，もし臨床試験などでⅢ・ⅣA期に根治治療前の化学療法を施行する場合には，上記の点を認識し，十分なインフォームド・コンセントを得ながら，細心の注意をはらって治療に臨むことが重要である。

腺癌（腺扁平上皮癌を含む）に対して個別に手術療法やNACの有用性を検討した報告は少ない。そのなかで，主に局所進行子宮頸癌に対するNACとしての奏効率は，マイトマイシンC＋エトポシド＋シスプラチンで50％，シスプラチン＋エピルビシンで63％，シスプラチン＋エピルビシン＋パクリタキセルで64％，シスプラチン＋フルオロウラシルで64％，シスプラチン＋アクラシノマイシンA（アクラルビシン）＋マイトマイシンCで70％，マイトマイシンC＋エトポシド＋シスプラチン＋エピルビシンで93％，ドセタキセル＋カルボプラチンでは100％との報告がある。いずれにおいても，NACにより腫瘍が縮小し根治手術を施行できた症例の予後は良好であるが，NACが無効な症例では逆に予後が悪く，全体として予後が改善されるかどうかについては，結論は得られていない。したがって現状では，局所進行子宮頸部腺癌に対しても扁平上皮癌と同様にCCRTが第一選択と考えるべきである。

子宮頸癌治療ガイドライン 2011 年版

CQ 23
Ⅲ・ⅣA 期に対して手術療法は推奨されるか？

> **推奨**
> 手術療法は奨められない（グレード C2）。

● 解説 ●

Ⅲ期以上の進行癌に対する標準治療として，一般的に手術療法の適応はないと考えられている。したがって，もしⅢ・ⅣA 期に手術療法が考慮されるとすれば，骨盤除臓術を施行するか，あるいは化学療法や放射線治療により腫瘍を縮小させてから手術を施行することが前提となる。この際子宮を摘出する術式としては，単純子宮全摘出術，準広汎子宮全摘出術，広汎子宮全摘出術，超広汎子宮全摘出術，骨盤除臓術，LEER が報告されているが，化学療法や放射線治療の進歩と相まってこれらの術式の意義も変化している。

ⅡB〜ⅣA 期の子宮頸癌に対して骨盤と傍大動脈領域の照射のみと CCRT（骨盤照射＋シスプラチン＋フルオロウラシル）とを比較する RCT が行われ，CCRT が放射線治療単独に比較して有意に生存期間を延長させることが報告されている。そのなかの 1 つの研究結果を上記 Benedetti らの報告と比較すると，CCRT の 5 年生存率と 5 年無病生存率がそれぞれ 59％と 54％であるのに対し，NAC 後の広汎子宮全摘出術ではそれぞれ 45％と 42％であった。このような間接的データからも

Ⅲ期とⅣ期の主治療

ⅢA期以上の進行子宮頸癌の標準治療にはCCRTをまず推奨すべきである。

進行骨盤内腫瘍，進行婦人科腫瘍に対する初期治療として，骨盤除臓術を施行した報告は散見されるが，進行子宮頸癌に限って初回手術として検討した報告は限られている。Marnitzは，術前に画像所見により遠隔転移のないことを確認の上，staging laparoscopyを行い，手術可能かどうかについて検討された20例の進行子宮頸癌（うち17例がⅣA期）に対し骨盤除臓術を施行して，53％の5年生存率を報告している。Ungarらは41例のⅣA期で骨盤壁に病変が達せず，リンパ節転移や骨盤外に病変の進展のない症例に対して初回治療として骨盤除臓術を行った場合に50％の5年生存率を得たと報告しているが，このような条件にあうⅣA期の症例は少なく，現時点ではCCRTを標準治療とすべきである。

CCRT後の腫瘍摘出術について，特に残存腫瘍を認める症例では認容性があり，生存期間を延長する可能性はある。しかし，CCRT後の病理組織学的残存腫瘍を認める症例では残存のない症例より予後は不良である。また，残存腫瘍のある症例に限って手術施行の有無にて比較したRCTも未だなく，CCRT後，手術を加えて生存予後の延長が期待できるかについては検討の余地がある。

子宮頸癌治療ガイドライン 2011 年版

CQ 24

IVB 期に対して推奨される治療は？

推奨

①全身状態が良好かつ臓器機能が保たれている症例に対しては，全身化学療法が考慮される(グレード C1)。
②遠隔転移巣が切除可能な肺転移もしくはリンパ節転移だけである場合には，手術療法，放射線治療(化学療法)，もしくはそれらの併用療法も考慮される(グレード C1)。
③腫瘍関連合併症に伴う症状が強ければ，その原因病巣に対する放射線治療が奨められる(グレード B)。

● 解説 ●

IVB 期の割合は本邦では 2.9％を占め，2001 年に治療を開始した IVB 期の 5 年生存率は 19.8％と明らかに予後不良である。積極的治療には化学療法を用いる必要があるが，完全制御は困難である。IVB 期に対する治療戦略は，症状緩和と QOL 向上を治療の第一目的とし，次いで OS が延長することを期待する。

全身状態が良好かつ臓器機能が保たれている IVB 期に対する治療の第一選択は原則として全身化学療法となる。しかし，毒性を有する化学療法と対症的な BSC を比較した試験は過去に存在せず，化学療法が BSC と比較し生存期間を延長することは示されていない。BSC という治療の選択肢も提示した上で，希望した患者にの

Ⅲ期とⅣ期の主治療

み全身化学療法を行うことが望ましい。

　化学療法のレジメンとしては，扁平上皮癌であればCQ30，腺癌などの非扁平上皮癌であればCQ25を参照されたいが，現時点ではパクリタキセルにシスプラチンあるいはカルボプラチンを併用したレジメンが比較的有効であると報告されている。本邦ではJCOG505（CQ30参照）の結果も今後参照すべきであろう。

　孤立性肺転移，孤立性リンパ節転移（鎖骨上リンパ節，鼠径リンパ節）はそれ以外の臓器転移よりも予後が良いとする報告がある。遠隔転移巣が肺に限局し切除可能な症例，もしくは限局したリンパ節領域で切除可能な症例であれば，手術，放射線，化学療法もしくはそれらの併用療法で長期生存も期待できるため，施設の事情や症例に応じて検討し得る治療選択肢といえる。

　ⅣB期では骨盤内に広汎な病巣を有することも多く，特に，両側の水腎症をきたしている場合には，緊急的な尿管ステント留置や腎瘻造設術による腎機能の温存が最優先される。その他，がん性疼痛，骨転移に伴う骨痛，脳転移に伴う頭蓋内圧亢進症状などが強い場合には，局所効果の高い放射線治療を行う。

　骨転移に伴う疼痛，脳転移の随伴症状には比較的大きな1回線量を数回照射する放射線治療が行われることがある。この照射法は，骨や脳以外の病巣の制御にも，できるだけ早く症状を緩和したい場合に有用な選択肢の一つである。

子宮頸癌治療ガイドライン 2011 年版

CQ 25

Ⅲ・Ⅳ期の腺癌に対して推奨される治療は？

> **推 奨**
>
> ①Ⅲ・ⅣA 期腺癌には外部照射と腔内照射の組み合わせによる根治的同時化学放射線療法（CCRT）が奨められる（グレード B）。
> ②主要臓器機能が保持されているⅣB 期腺癌に対し化学療法を施行する場合には，プラチナ製剤単剤もしくは同剤を含む併用療法が考慮される（グレード C1）。

● 解説 ●

　過去に報告されたⅢ期腺癌の放射線治療成績に関する症例調査研究によると，5 年生存率が 8～30％，5 年局所制御率が 33～46％と満足できるものではない。これらの対象症例数は 11～61 例と非常に少なく，さらにⅣA 期においては評価可能な症例数の報告はない。

　1999 年に NCI から出された CCRT に関する勧告により，本邦でもⅢ・ⅣA 期に対する標準治療として CCRT が行われている。NCI 勧告の根拠となった複数の RCT は主として扁平上皮癌を対象とした試験であり，腺癌は 3.8～6.2％，腺扁平上皮癌は 3.6～7.3％しか含まれておらず，腺癌に限定した解析結果は示されていない。また，15 の比較試験，3,452 例（扁平上皮癌 89％，腺癌 5％，腺扁平上皮癌 2％）を対象とした CCRT に関する系統的レビューとメタアナリシスの結

Ⅲ期とⅣ期の主治療

果によると，CCRTはⅠB2～ⅣA期の5年全生存率を有意に改善し，局所再発および遠隔転移の減少，無病生存の延長に寄与したが，組織型による治療効果の差はなかった。したがって，Ⅲ・ⅣA期腺癌の標準治療としてCCRTを推奨するが，扁平上皮癌に比べCCRTが腺癌に対してどれほどの効果があるのか，最適薬剤に相違はあるのかなどの詳細は明らかでない。

本邦での新たな試験治療として重粒子線（炭素イオン線）治療が注目される。炭素イオン線はX線に比べて高い生物学的効果を呈し，通常の放射線治療では難治性の局所進行頸部腺癌で局所制御率の向上が期待されている。

腺癌に対するシスプラチン，イホスファミド，フルオロウラシルおよび経口エトポシドの単剤での奏効率は各々20％，15％，14％，12％であり，扁平上皮癌に比してやや低い。併用療法としては，エピルビシン＋パクリタキセル＋シスプラチン療法（TEP療法），シスプラチン＋エトポシド＋マイトマイシンC（MEP療法），ネダプラチン＋イリノテカン療法が腺癌に対して有効性が示されている。

腺癌54例，腺扁平上皮癌36例を含むⅣB期および再発子宮頸癌435例を対象としたRCT（GOG204）の結果，ビノレルビン＋シスプラチン療法，ゲムシタビン＋シスプラチン療法およびトポテカン＋シスプラチン療法は，標準治療として設定されたパクリタキセル＋シスプラチン療法を上回る治療効果を示さなかった。したがって，プラチナ製剤とタキサン製剤との併用化学療法がⅣB期腺癌に対する最も有効なレジメンの一つとして考慮される。

子宮頸癌治療ガイドライン 2011 年版

CQ 26

前治療として放射線治療が施行されていない場合，骨盤内に限局した再発に対して推奨される治療は？

> **推 奨**
>
> ①放射線治療が奨められる(グレード B)。
> ②同時化学放射線療法(CCRT)も考慮される(グレード C1)。

● 解説 ●

　術後の骨盤内再発で放射線治療が施行されていない場合には，放射線治療(外部照射単独あるいは腔内照射との併用)により 33〜74％の 5 年生存率が得られる。なかでも腟壁限局例，腟断端の中央再発例や腫瘍サイズの小さな再発(3 cm 以下)では良好な局所制御率と無病生存率が得られている。組織内照射に関しては少数例の後方視的な報告で，比較的良好な成績が報告されている。合併症が多いとも報告されているため，経験豊富な施設での実施が望ましい。

　CCRT を用いた第Ⅱ相試験の成績からは，放射線治療単独の成績と同等あるいはやや良好な奏効率と無病生存率が示されているが，優位性を証明する RCT はない。しかし，ⅠB2〜ⅣA 期に対する初回治療として，放射線治療単独と比べて CCRT の優位性(CQ20 参照)が示されていることを加味すると，CCRT も選択肢の一つと考えられる。癌細胞が周囲臓器に浸潤している場

再発癌の主治療

合には，膀胱腟瘻や直腸腟瘻とそれに伴う感染などの合併症に注意を要する。

　腟断端の中央再発例で膀胱腟瘻や直腸腟瘻などの瘻孔を形成している例などに対しては手術療法も考慮される。しかし，骨盤中央再発例に対する骨盤除臓術の報告は，主として放射線治療後に病巣のコントロールができない再発例に対するもので，術後合併症(感染，吻合部縫合不全・狭窄，腸閉塞など)の頻度も高いことから，適応を慎重に検討すべきである。

子宮頸癌治療ガイドライン 2011 年版

CQ 27

照射野内再発に対して推奨される治療は？

推奨

① Best supportive care (BSC) も考慮される(グレード C1)。
②照射野内再発では奏効率が低いことを念頭においた上で，症状緩和を目的とした化学療法も考慮される(グレード C1)。
③腟断端，子宮頸部の中央再発に対しては，術前評価を十分に行った上での骨盤除臓術や子宮全摘出術も考慮される(グレード C1)。
④再照射は奨められない(グレード C2)。

● 解説 ●

　化学療法の，照射野内再発に対する奏効率は 30〜33％と，照射野外再発(60〜75％)に比較して低い。BSC も重要な選択肢としながらインフォームド・コンセントを得る必要がある(CQ29 参照)。

　腟断端の中央再発例に対する骨盤除臓術は，5 年生存率が 37〜66％と最も長期生存が期待できる治療法の一つである。腫瘍径が 3 cm 以下，骨盤壁に達しない中央再発例，初回治療後の無病期間が 2 年以上の例，完全切除可能であった例は予後良好とされ，本術式の良い適応となる。

　合併症の頻度が 45〜65％とされ，周術期死亡率も 2

再発癌の主治療

〜14％と比較的高く，その適応に関しては十分に検討する必要がある。各科との連携，十分なインフォームド・コンセント，心理学的なカウンセリングなどが不可欠である。

　放射線治療後の局所再発で，遠隔転移がなく骨盤壁への浸潤がない症例に対して広汎子宮全摘出術が試みられている。5年生存率は49〜72％と比較的良好であるが，重篤な術後合併症も40％以上と高率である。単純子宮全摘出術だけでも，症例によっては有用な方法となる可能性がある。

　側方断端から骨盤壁にかけての再発例に対し内腸骨血管系，内閉鎖筋，尾骨筋，腸骨尾骨筋および恥骨尾骨筋を含めより広範囲に切除する LEER は，まだ一般には受け入れられていない。

　放射線再照射は第一選択とはならない。5年以上の晩期再発の限られた症例に対しては，組織内照射を主体とした治療が選択肢になるとの報告があるが，治療症例数の多い施設での検討が必要である。

子宮頸癌治療ガイドライン 2011 年版

CQ 28

照射野外再発，あるいは放射線治療を施行していない場合の骨盤外再発に対して推奨される治療は？

推奨

傍大動脈リンパ節転移
孤発転移に対しては，放射線治療あるいは同時化学放射線療法（CCRT）が考慮される(グレード C1)。

脳転移
① 3 個以下の転移巣に対しては，定位手術的照射＋全脳照射あるいは定位手術的照射が奨められる(グレード B)。
② 4 個以上の転移巣に対しては，全脳照射が奨められる(グレード B)。

骨転移
①疼痛除去目的に，単回あるいは分割照射法による放射線治療が奨められる(グレード B)。
②ビスホスホネート製剤の使用は症状緩和に奨められる(グレード B)。
③塩化ストロンチウムは，薬物療法による症状緩和が無効な多発転移に対して考慮される(グレード C1)。

肺転移
限局した 1〜3 個の転移巣に対しては，手術療法あるいは定位放射線治療が考慮される(グレード C1)。

再発癌の主治療

● 解 説 ●

傍大動脈リンパ節転移

傍大動脈リンパ節に限局した転移の場合，(化学)放射線治療を考慮する価値がある。

脳転移

脳転移1～3個までの転移病巣では定位手術的照射(SRS)が，また全脳照射(WBRT)単独に比しWBRT＋SRSが頭蓋内病変をよく制御する。

多発脳転移症例には対症療法としてWBRTが一般に行われる。化学療法の意義に関しては明確に支持する根拠に乏しい。

骨転移

限局した有痛性の骨転移には放射線治療の除痛効果が期待でき，病的骨折や再照射率は単発照射で有意に高いため，溶骨性変化を伴い骨折のリスクが高い場合は分割照射が有利である。ビスホスホネート製剤は転移性骨腫瘍の症状改善やイベント抑制に有効というメタアナリシスの結果が報告されている。塩化ストロンチウム(^{89}Sr)による治療は短期的に一定の除痛効果が確認されたが，造骨性の骨転移に適応が限られ，また，骨髄抑制や腎機能障害のある症例では適応外になる。

肺転移

転移巣3個以下，最大径3 cm，扁平上皮癌の場合で手術による比較的良好な結果の報告や，体幹部定位放射線治療(SBRT)による比較的良好な治療成績の報告がある。

子宮頸癌治療ガイドライン 2011 年版

CQ 29

再発癌に対して全身化学療法は推奨されるか？

推奨

手術療法や放射線治療による病巣制御が困難であり，全身状態が良好で臓器機能が保たれている場合には，全身化学療法が奨められる（グレード B）。

● 解説 ●

再発例での生存期間の中央値は全体で約 1 年，5 年生存率は 5％以下とされる。そのなかでも，根治的手術や放射線治療の適応とならない症例は予後不良である。全身化学療法を用いても，多くの固形癌と同様に根治は望めないため，症状緩和とそれによる QOL 向上が治療の第一目的となり，その上で OS の延長を期待する。

強い毒性を有する化学療法の有用性を証明するためには BSC との RCT が必要となるが，そのような臨床試験は過去には存在せず，倫理的観点から今後も行われることはないであろう。そのために，手術や放射線治療によって根治する望みがなくなった再発癌に対しては，治療法を決定するのに十分な RCT はない。しかし，シスプラチンをはじめ様々な薬剤の開発と G-CSF 製剤や制吐薬などの支持療法の進歩に伴い，本項で対象となるような症例を臨床試験に積極的に組み入れる形で全身化学療法を行う，という方向性が許容されている。その成績は一定していないが，後方視的検討では，放射線治療の

再発癌の主治療

既往がない肺転移などには有意に高い奏効率を示すとする報告もある。

化学療法の有効性を予測する因子としては，高齢者，治療時の PS が良好であること，初発から再発までの期間が長いこと，再発部位が照射野外であることなどが報告されている。また，シスプラチンを基本とした CCRT の治療歴のある再発例では，化学療法を受けていない症例に比較してシスプラチンの奏効率が低いとの報告もある。

以上より，再発癌症例に全身化学療法を適応する場合には，手術療法と放射線治療による病巣制御の可能性を除外するとともに，患者の年齢，全身状態，臓器機能，病巣への放射線治療の既往，無病期間，再発転移部位とその拡がり，既往の治療内容なども十分に把握し，総合的に判断する必要がある。さらに，全身化学療法の適応に際しては，BSC と比較して生存期間の延長への寄与について不明であることを十分に説明し，BSC という治療の選択肢も提示した上で，化学療法を希望した症例に行うことが望ましい。

なお，本 CQ が対象とするような症例に対する第Ⅲ相試験の中には，OS の中央値が 9 カ月にも及ぶものもある。しかし，臨床試験に組み込まれる症例自体，全身状態や臓器機能がある程度良好であることが保証されているため，既知の予後と単純に比較することはできないので，説明時などに注意が必要である。

子宮頸癌治療ガイドライン 2011 年版

CQ 30

再発癌に対して全身化学療法を行う場合，推奨されるレジメンは？

推奨

①シスプラチンを中心とした単剤もしくは2剤併用療法が奨められる(グレード B)。
②その他のプラチナ製剤を中心とした単剤もしくは2剤併用療法も奨められる(グレード B)。
③再発腺癌に対し化学療法を施行する場合，プラチナ製剤単剤もしくは同剤を含む併用療法が考慮される(グレード C1)。

● 解 説 ●

再発癌に対する化学療法の目的は，現在のところ症状緩和とそれによる QOL 向上である。再発癌の化学療法の奏効は前治療内容，再発部位と拡がり，無治療期間，患者の PS によるところが大きい。

シスプラチンを中心としたレジメン

パクリタキセルとシスプラチンの併用療法(TP 療法)は，シスプラチン単剤との RCT により，再発・転移例に対する化学療法として最も推奨されるレジメンとされた。さらに，GOG は TP 療法と，ビノレルビン＋シスプラチン，ゲムシタビン＋シスプラチン，トポテカン(ノギテカン)＋シスプラチンを比較した RCT によりこれを裏付けた。イリノテカンは子宮頸癌に対し保険収載

再発癌の主治療

されている数少ない抗がん剤の一つで、シスプラチンとの併用療法では59%という良好な奏効率が示され、毒性も管理可能なものであった。

その他のプラチナ製剤を中心としたレジメン

カルボプラチンとパクリタキセルの併用療法(TC療法)の後方視的検討では60〜68%という良好な奏効率が報告された。TC療法とTP療法のRCTがJCOGで行われ、TC療法の対非劣性が証明された。サブセット解析のデータから、プラチナ製剤使用の既往がない場合、シスプラチンは依然として子宮頸癌に対するkey drugであるともコメントされている*。さらに、分子標的治療薬の併用に関して、進行・再発子宮頸癌に対する第Ⅲ相試験GOG240では、化学療法(TP療法、トポテカン〔ノギテカン〕+シスプラチン)へのベバシズマブ追加がQOLを低下させずにOSの中央値を3.7カ月延長し、臨床的に大きな意義を示した。婦人科がんにおいて、分子標的治療薬がOSの延長をもたらしたのは初めてである**。

再発腺癌に対する化学療法

RCTのほとんどが扁平上皮癌を対象としたもので、標準化学療法は確立されていない。パクリタキセルの単剤奏効率は31%と報告され、症例数は少ないが、パクリタキセル+カルボプラチン併用療法やドセタキセル+カルボプラチン併用療法の成績も報告されている。

---

*Kitagawa R, et al. J Clin Oncol 2015; 33: 2129-2135
**Tewari KS, et al. N Engl J Med 2014; 370: 734-743

子宮頸癌治療ガイドライン 2011 年版

CQ 31

妊娠に合併した CIN 3 または上皮内腺癌に対して推奨される治療は？

> **推奨**
>
> ①組織診が CIN 3 であり，細胞診，コルポスコピー所見が一致している場合は，CIN 3 を妊娠中の最終診断として，分娩後まで子宮頸部円錐切除術を延期することが考慮される(グレード C1)。
>
> ②上皮内腺癌(AIS)の診断確定のために，妊娠中に子宮頸部円錐切除術を行うことが考慮される(グレード C1)。

● 解 説 ●

　細胞診で異形成以上の病変と判断された場合はコルポスコピーと組織診を行う。妊娠中の子宮頸管に酢酸加工をすると，生理的血管増生や間質の脱落膜変化のために，正常な扁平上皮化生を異形成と，また，初期病変を正常な扁平・円柱上皮境界部(SCJ)と誤認しやすく，妊娠中のコルポスコピーは非妊婦に比べ正確な診断が難しい。妊娠中にコルポスコピーを行ったときの 10％が過少評価，18％が過大評価であったとする報告がある。

　妊娠時の組織診では多量の出血が起こることから，非妊娠時ほどは深くあるいは多く採取されず，病変が過小に評価されやすい。

　妊娠中に CIN 3 と判断された場合は，分娩後まで円

妊娠合併子宮頸癌の治療

錐切除術を延期することが多い。この場合，細胞診，コルポスコピー，組織診が適切に行える施設での総合的診断および分娩後までの厳重な経過観察が不可欠である。分娩法は通常の産科的適応に従い，産後 4〜8 週に円錐切除術による評価が必要とされている。一方で，組織診で CIN 3 であっても，細胞診やコルポスコピーでそれ以上の病変が疑われた場合は，4〜6 週後に再度コルポスコピー下に組織診を推奨する報告もある。さらに，CIN 3 と診断された場合でも，それ以上の病変が含まれる可能性があることを重視して，妊娠中であっても非妊娠時と同様，診断的円錐切除術を行うこともあり，その取り扱いは一定していない。

　AIS と診断された場合は，コルポスコピーだけで病変の局在や浸潤の深さの評価が困難であり，正確な診断のために円錐切除術が必要となる。

　また，子宮頸管内の掻爬は，妊娠継続の意思がある場合には破水や出血のリスクが高いことから禁忌とされる。

子宮頸癌治療ガイドライン 2011 年版

CQ 32

妊娠に合併したⅠA期に対して推奨される治療は？

> **推奨**
>
> ⅠA期以上の病変を疑う場合は，診断確定のために妊娠中に子宮頸部円錐切除術を行うことが考慮される（グレード C1）。

● 解説 ●

　組織診にてⅠA期以上の病変を疑う場合は，診断確定のために子宮頸部円錐切除術を行う。妊娠中の円錐切除術は，SCJ が外反していること，出血や流早産のリスクがあることを考慮して，円錐切除術ではなく浅く硬貨状に切除する coin-biopsy を行い，円周状に複数の止血縫合を行うことが推奨されている。合併症としては，出血に関連したものが最も多く，500 mL 以上の出血を認めた例の 80％以上が妊娠 28 週以後の施行例に認められたと報告されており，時期は妊娠 14 週以降 24 週までにすべきとされている。その他の合併症として，早期施行例に流産の報告が，また早産や絨毛羊膜炎による子宮内胎児死亡がわずかながら報告されている。また，円錐切除術による流早産の予防を目的として，同時に子宮頸管縫縮術を行い良好な予後が報告されているが，それ以後，その効果についての見解は一定していない。しかしながら，深い円錐切除では同時子宮頸管縫縮術が選択されていることが多い。

妊娠合併子宮頸癌の治療

　円錐切除術の結果，子宮の温存が可能な場合，すなわち，ⅠA1 期の扁平上皮癌で脈管侵襲がなく，切除断端に少なくとも浸潤性の病変がない場合は妊娠を継続し，産科的適応がない限り自然分娩が可能である。

　切除断端に扁平上皮癌の微小浸潤癌が遺残する場合，脈管侵襲が認められる場合，ⅠA2 期の場合，さらにⅠA 期腺癌においては，子宮温存の可否について個別に取り扱う必要がある。すなわち，挙児希望の意思が強い場合は，診断された妊娠週数を基本に，母体の予後，胎児や新生児の予後について検討を行い，十分な説明の上に治療方針を選択する。妊娠時の浸潤癌の取り扱いは，非妊娠時と同じとするのが一般的である。

　ⅠA2 期の骨盤リンパ節転移は 0～10％と報告されているので，妊娠を継続する場合，このリスクを負うことになる。胎児が成熟するまで治療を延期する必要があるが，3～6 週間を超える延期は慎重であるべきである。

　ⅠA2 期における分娩様式は，浸潤癌と同様，古典的帝王切開術を行った後に，広汎子宮全摘出術を推奨するものもある。近年，妊娠中の広汎子宮頸部摘出術の少数の報告も認められるが，子宮内胎児死亡も多く報告されている。その取り扱いには，いずれもガイドラインとして推奨されるほどのコンセンサスは得られていない。

子宮頸癌治療ガイドライン 2011 年版

CQ 33
妊娠に合併した浸潤癌に対して推奨される治療は？

> **推奨**
>
> 胎児の子宮外生存が可能な妊娠週数（主に 3rd trimester）に診断された場合には，胎児娩出後に標準治療を行うことが考慮される（グレード C1）。

● 解説 ●

　子宮頸癌と診断した時期が既に胎児の子宮外生存可能な時期になっていれば，原則的には胎児を娩出させた後，速やかに子宮頸癌の標準治療を行う。

　一方，胎児の子宮外生存が不可能な場合は，病状などに応じて，①妊娠を継続しないで標準治療，あるいは②発育を待ってから胎児娩出して治療，の 2 つを考慮する。これらの方針決定には，進行期など子宮頸癌の進展状況とともに，妊娠週数や発育度など胎児の子宮外生存の可能性，これらの危険性を加味した上で，患者や家族の挙児希望の意向により検討する。

　胎児の子宮外生存が不可能な時期に子宮頸癌の診断がついた場合，子宮外生存が可能となる時期まで治療を延期したいという強い希望をもつ患者や家族もあり，このような場合は治療方針の検討に苦慮することが多い。治療延期は治療成績が良好なⅠA2 期など早期症例で考慮され，ACOG の Practice Bulletin 2002 年版は 6 週間以内の延期を許容しているが，その安全性や期間に関

妊娠合併子宮頸癌の治療

する十分な根拠はない。

　治療待機の可能性を検討する目的で，まず開腹あるいは腹腔鏡による骨盤リンパ節郭清のみを施行し，リンパ節転移を認めなければ妊娠継続を考慮すべきである，との報告もあるが，妊娠中の手術自体の安全性が十分に確立されていない。また，妊娠を継続する目的で妊娠中に広汎子宮頸部摘出術を施行したとの報告もあるが，症例数は少なく十分な根拠はない。

　進行例や腫瘍径の大きい症例に対し，妊娠を継続したままでの術前化学療法に関する報告もあるが，有効性や安全性が実証されておらず，胎児への安全性も保証されていない。このため，重大な奇形が生じる可能性が高い1st trimester より，2nd または 3rd trimester に投与する方が望ましいと考えられるが，出生後の児の機能障害などの長期的な影響は不明である。

　胎児娩出は高位横切開など，子宮頸部の腫瘍にできるだけ影響を与えない方法での帝王切開が望ましいと考えられる。

CQ 34

治療後の経過観察として推奨される間隔は？

> **推奨**
> 標準的な経過観察間隔の目安を以下に示す(グレードC1)。
> 1～2年目　：1～3カ月ごと
> 3年目　　：3～6カ月ごと
> 4～5年目　：6カ月ごと
> 6年目以降：1年ごと

● 解 説 ●

　NCCNガイドライン2010年版では，治療終了後の経過観察の間隔として，2年目までは3～6カ月ごと，3～5年目は6カ月ごと，その後は年1回を推奨している。一方，ACOGのPractice Bulletinでは，再発リスクは2年目が最も高いとし，最初の3年間は3～4カ月ごと，その後は6カ月ごとの経過観察を示している。このような定期的な経過観察により予後を改善できるかどうかはまだ明らかではないが，定期検診の副次的効用として患者への精神的支援を与えやすいという点がある。すなわち，異常がないことを確認することにより患者が受けるポジティブな心理的側面も十分に認識する必要がある。

　観察年数については，89～99％が5年以内の再発であるものの，5年以降の再発も認められるので長期間の

治療後の経過観察

観察が必要である。さらに，子宮頸癌の治療後 5 年あるいはより長期の間，治療に伴う合併症により QOL が損なわれる場合があることからも，長期間の観察が必要である。

子宮頸癌治療ガイドライン 2011 年版

CQ 35
治療後の経過観察において施行すべき検査項目は？

推奨
①触診・内診・直腸診，細胞診，胸部単純 X 線検査，血液・生化学検査，腫瘍マーカー，画像診断などを適宜行うことが考慮される(グレード C1)。
②手術療法や放射線治療，化学療法に伴う合併症の発生にも留意する(グレード C1)。

● 解説 ●

検査項目

　子宮頸癌再発の大半が骨盤内であることから，内診および直腸診が最も有効な再発検出方法である。CT，MRI，骨シンチグラフィー，Ga シンチグラフィーなどは全て再発を疑ったときの精査として行われるべきという意見もある。腟断端細胞診(放射線治療後の子宮頸部細胞診)に関しては疑問視するデータが出されている。しかし，CT や胸部単純 X 線検査などの画像診断検査や細胞診がルーチン検査として一般的に行われており，その有用性に関してまだ十分に検討されていない。

　子宮頸部扁平上皮癌では，SCC 抗原や CYFRA 21-1，子宮頸部腺癌では CA125 や CEA などが代表的な腫瘍マーカーであるが，術前の検査値や再発の危険性，治療終了後の期間などを考慮して個別に検査する。SCC 抗原の測定は再発の早期発見には重要であるが，

治療後の経過観察

予後の改善には寄与しないと考えられてきた。近年，SCC抗原測定とPET/CTの組み合わせは，予後を改善すると報告され，今後の検討が待たれる。また，子宮頸部腺癌においてはCA125やCEAが有用という文献もあるが，予後の改善効果については十分に検討されていない。最近，経過観察におけるPET/CTの使用を推奨する報告がされ，今後の検討が待たれる。

治療に伴う合併症

　リンパ浮腫，排尿・排便障害，放射線性腸炎，放射線性膀胱炎，腟壁の癒着・閉鎖，性交障害，エストロゲン欠落症状，骨盤不全骨折など，手術療法や放射線治療・化学療法に伴う合併症の発生にも留意する。

子宮体がん
治療ガイドライン
2013年版

抜粋

後援

日本産科婦人科学会／日本産婦人科医会／
婦人科悪性腫瘍研究機構／
日本放射線腫瘍学会／日本病理学会

子宮体がん治療ガイドライン 2013 年版

フローチャート 1
子宮体癌の初回治療：術前に I・II 期と考えられる症例

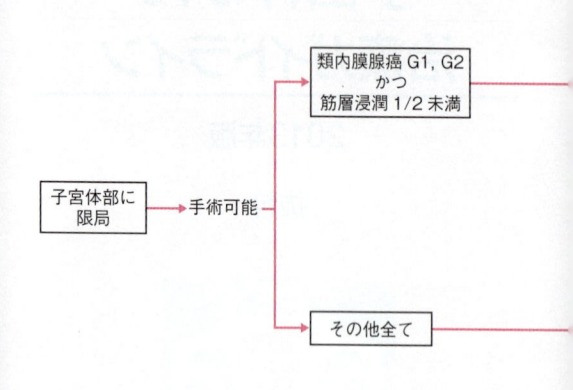

```
┌──────────┐                    ┌──────────────────┐
│ 子宮体部に │→ 手術可能 ──┬──→ │ 類内膜腺癌 G1, G2 │
│ 限局      │              │     │      かつ         │
└──────────┘              │     │ 筋層浸潤 1/2 未満 │
                          │     └──────────────────┘
                          │
                          │     ┌──────────────────┐
                          └──→ │ その他全て        │
                                └──────────────────┘


┌──────────────────┐
│ 臨床的に明らかな │→ 手術可能 ──
│ 子宮頸部間質浸潤 │
└──────────────────┘
```

注1) 手術不能例には放射線治療あるいは化学療法を施行する。
注2) 漿液性腺癌／明細胞腺癌に対しては、子宮全摘出術＋両側付属器摘出術に加えて骨盤・傍大動脈リンパ節郭清（生検）と大網切除を考慮する。

フローチャート

→
腹式単純子宮全摘出術＋両側付属器摘出術（CQ01）
腹腔細胞診（CQ13）

［オプション］
後腹膜リンパ節郭清（生検）（CQ03, 04）
卵巣温存（CQ06）
腹腔鏡下子宮全摘出術（CQ14）
妊孕性温存療法（フローチャート6参照）

→
腹式単純子宮全摘出術＋両側付属器摘出術（CQ01）
後腹膜リンパ節郭清（生検）（CQ03, 04）
腹腔細胞診（CQ13）

［オプション］
準広汎子宮全摘出術＋両側付属器摘出術（CQ01）
大網切除（CQ05）
卵巣温存（CQ06）
鼠径リンパ節生検（CQ08）

→
広汎子宮全摘出術＋両側付属器摘出術
準広汎子宮全摘出術＋両側付属器摘出術（CQ02）
後腹膜リンパ節郭清（生検）（CQ03, 04）
腹腔細胞診（CQ13）

［オプション］
腹式単純子宮全摘出術＋両側付属器摘出術（CQ02）
大網切除（CQ05）
鼠径リンパ節生検（CQ08）

子宮体がん治療ガイドライン 2013年版

フローチャート 2
子宮体癌の初回治療：子宮摘出後に子宮体癌と判明した症例

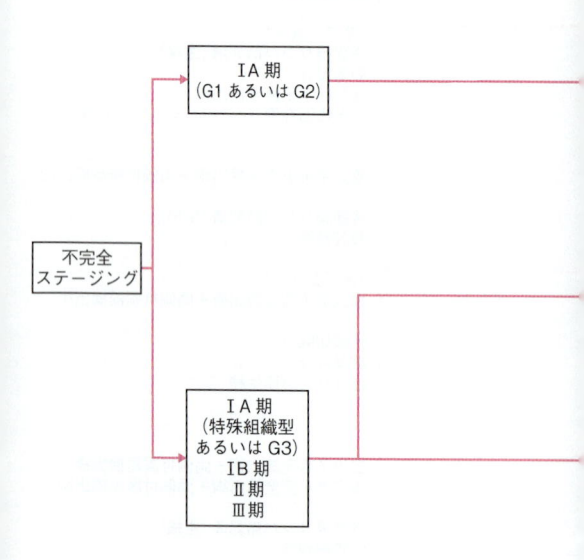

```
                        ┌──────────────┐
                    ┌──│  ⅠA 期       │──────
                    │   │（G1 あるいは G2）│
                    │   └──────────────┘
┌─────────┐      │
│ 不完全   │──┤
│ステージング│   │   ┌──────────────┐
└─────────┘      │   │  ⅠA 期       │
                    │   │（特殊組織型    │
                    └──│ あるいは G3）  │──────
                        │  ⅠB 期       │
                        │  Ⅱ 期        │
                        │  Ⅲ 期        │
                        └──────────────┘
```

*脈管侵襲が陽性の場合には術後療法を考慮する。

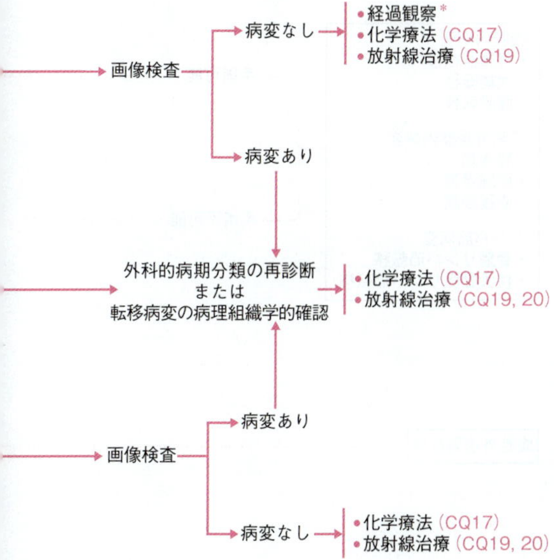

フローチャート

```
                          ┌─ 病変なし ──→ • 経過観察*
                          │                • 化学療法（CQ17）
   ──→ 画像検査 ──────────┤                • 放射線治療（CQ19）
                          │
                          └─ 病変あり
                                 │
                                 ↓
   外科的病期分類の再診断
   ──→      または          ──→ • 化学療法（CQ17）
   転移病変の病理組織学的確認      • 放射線治療（CQ19, 20）
                 ↑
                 │
                          ┌─ 病変あり
                          │
   ──→ 画像検査 ──────────┤
                          │
                          └─ 病変なし ──→ • 化学療法（CQ17）
                                            • 放射線治療（CQ19, 20）
```

子宮体がん治療ガイドライン 2013 年版

フローチャート 3
子宮体癌の初回治療：術前にⅢ・Ⅳ期と考えられる症例

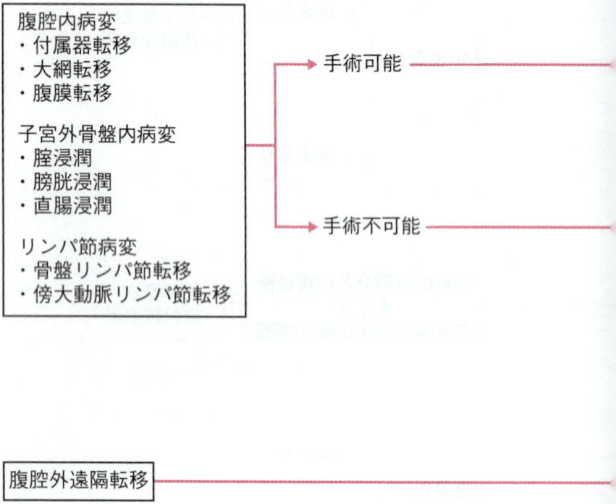

腹腔内病変
・付属器転移
・大網転移
・腹膜転移

子宮外骨盤内病変
・腟浸潤
・膀胱浸潤
・直腸浸潤

リンパ節病変
・骨盤リンパ節転移
・傍大動脈リンパ節転移

→ 手術可能

→ 手術不可能

腹腔外遠隔転移

*漿液性腺癌・明細胞腺癌は播種をきたしやすく，大網切除は診断に有用である。

フローチャート

→ 腹式単純子宮全摘出術
　＋両側付属器摘出術（CQ26）
腹腔細胞診（CQ13）
後腹膜リンパ節郭清（生検）
　（CQ03, 04）
　　　　　　　　→ ・化学療法（CQ17）
　　　　　　　　　・放射線治療（CQ19, 20）
［オプション］
大網切除*（CQ05）
腫瘍減量術（CQ26）

→ ・化学療法（CQ27, 29）
・放射線治療（CQ16, 27, 30）

→ ・化学療法（CQ29）
・放射線治療（CQ16, 27, 29）

［オプション］
腹式単純子宮全摘出術＋両側付属器摘出術**
転移病巣の摘出術

**腹腔外転移や肝転移を有する症例であっても，出血などの症状を取り除く目的で腹式単純子宮全摘出術を施行することがある。

子宮体がん治療ガイドライン 2013年版

フローチャート4
子宮体癌の術後治療

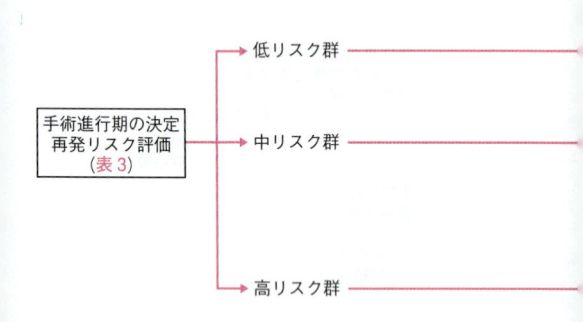

```
手術進行期の決定 ──→ 低リスク群 ─────
再発リスク評価
  (表3)       ──→ 中リスク群 ─────

            ──→ 高リスク群 ─────
```

表3　子宮体癌術後再発リスク分類

低リスク群	中リスク群
①類内膜腺癌 G1 あるいは G2 で筋層浸潤 1/2 未満 ②子宮頸部間質浸潤なし ③脈管侵襲なし ④遠隔転移なし	①類内膜腺癌 G1 あるいは G2 で筋層浸潤 1/2 以上 ②類内膜腺癌 G3 で筋層浸潤 1/2 未満 ③漿液性腺癌，明細胞腺癌で筋層浸潤なし ④子宮頸部間質浸潤なし ⑤脈管侵襲あり ⑥遠隔転移なし

注）腹腔細胞診陽性例については予後不良因子との意見もある。

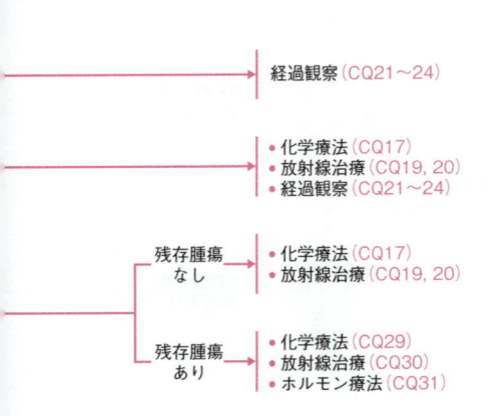

フローチャート

→ 経過観察（CQ21〜24）

→ ・化学療法（CQ17）
　・放射線治療（CQ19, 20）
　・経過観察（CQ21〜24）

残存腫瘍
なし → ・化学療法（CQ17）
　　　・放射線治療（CQ19, 20）

残存腫瘍
あり → ・化学療法（CQ29）
　　　・放射線治療（CQ30）
　　　・ホルモン療法（CQ31）

高リスク群
①類内膜腺癌 G3 で筋層浸潤 1/2 以上
②漿液性腺癌，明細胞腺癌で筋層浸潤あり
③付属器・漿膜・基靭帯進展あり
④子宮頸部間質浸潤あり
⑤腟壁浸潤あり
⑥骨盤あるいは傍大動脈リンパ節転移あり
⑦膀胱・直腸浸潤あり
⑧腹腔内播種あり
⑨遠隔転移あり

子宮体がん治療ガイドライン 2013 年版

フローチャート 5
子宮体癌の再発治療

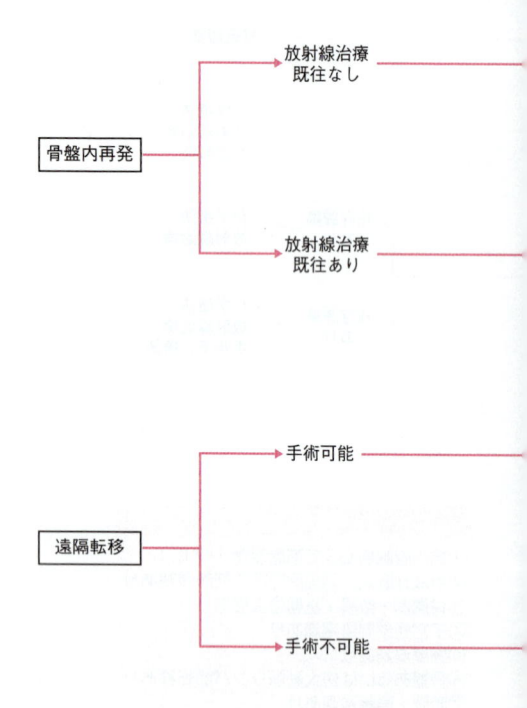

```
骨盤内再発 ─┬─→ 放射線治療既往なし ─────
            │
            └─→ 放射線治療既往あり ─────


遠隔転移 ─┬─→ 手術可能 ─────
          │
          └─→ 手術不可能 ─────
```

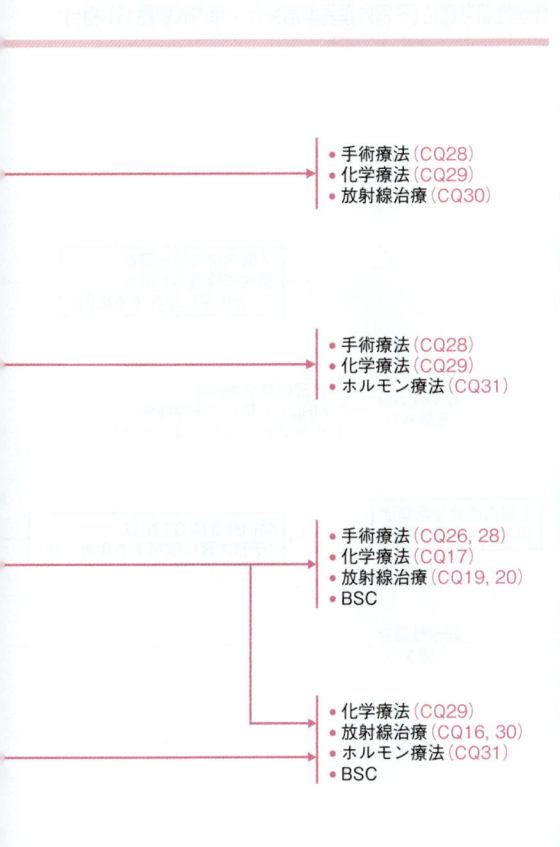

フローチャート

- 手術療法（CQ28）
- 化学療法（CQ29）
- 放射線治療（CQ30）

- 手術療法（CQ28）
- 化学療法（CQ29）
- ホルモン療法（CQ31）

- 手術療法（CQ26, 28）
- 化学療法（CQ17）
- 放射線治療（CQ19, 20）
- BSC

- 化学療法（CQ29）
- 放射線治療（CQ16, 30）
- ホルモン療法（CQ31）
- BSC

子宮体がん治療ガイドライン 2013 年版

フローチャート 6
妊孕性温存療法（子宮内膜異型増殖症・類内膜腺癌 G1 相当）

```
                                          ┌─────────────────────────┐
                                       ┌─→│ 子宮内膜異型増殖症       │→
                                       │  │ 類内膜腺癌 G1 相当       │
                                       │  │ （子宮内膜に限局する症例）│
                                       │  └─────────────────────────┘
                                       │
                  ┌──────────┐  ┌──────────────────────┐
                  │ 妊孕性温存│  │ 子宮内膜全面掻爬     │
              ┌──→│ 希望あり  │─→│ MRI, CT などの画像検査│
              │   └──────────┘  │ インフォームド・コンセント│
              │                 └──────────────────────┘
┌──────────────┐                        │
│ 子宮内膜異型増殖症│                    │  ┌─────────────────────────┐
│ 類内膜腺癌 G1 相当│                    └─→│ 類内膜腺癌 G1 相当       │→
└──────────────┘                           │ （子宮内膜に限局する症例以外）│
              │   ┌──────────┐             └─────────────────────────┘
              │   │ 妊孕性温存│
              └──→│ 希望なし  │────────────────────────────────────→
                  └──────────┘
```

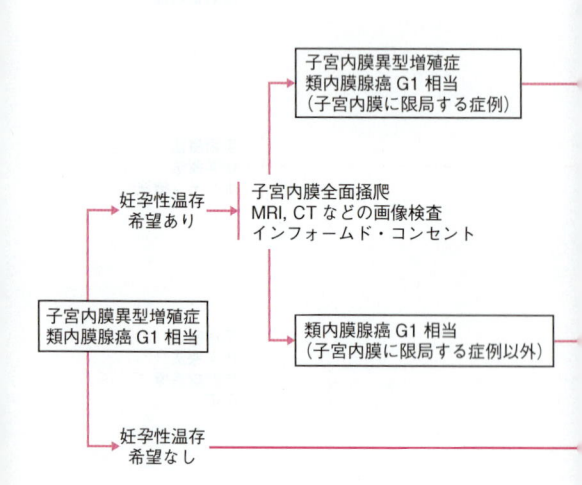

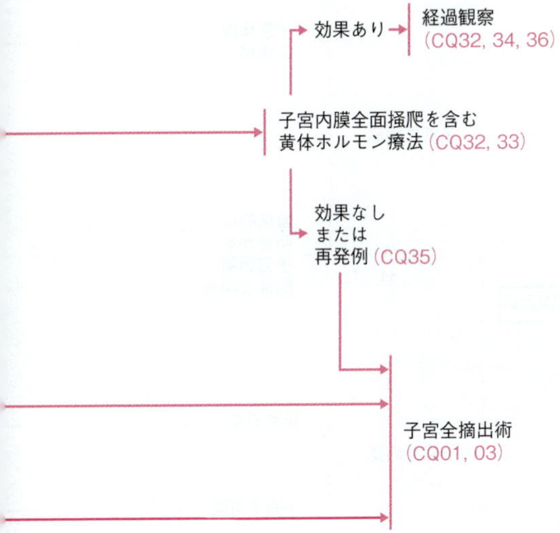

フローチャート

```
                    ┌→ 効果あり ──→ 経過観察
                    │              (CQ32, 34, 36)
                    │
──→ 子宮内膜全面掻爬を含む
    黄体ホルモン療法 (CQ32, 33)
                    │
                    │  効果なし
                    └→ または
                       再発例 (CQ35)
                            │
                            ↓
──────────────────→ 子宮全摘出術
                       (CQ01, 03)
```

子宮体がん治療ガイドライン 2013 年版

フローチャート 7
子宮癌肉腫の治療

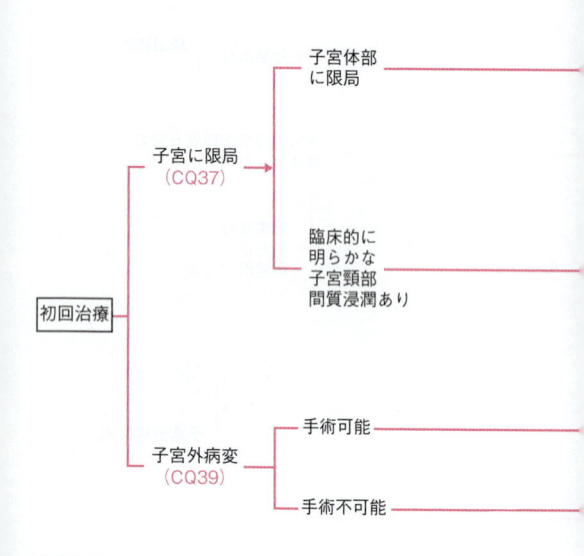

```
初回治療 ─┬─ 子宮に限局 ──┬─ 子宮体部に限局 ─────
         │   (CQ37)      │
         │               └─ 臨床的に明らかな
         │                  子宮頸部間質浸潤あり ─
         │
         └─ 子宮外病変 ──┬─ 手術可能 ─────────
             (CQ39)     │
                        └─ 手術不可能 ───────

再発治療
(CQ39)
```

96

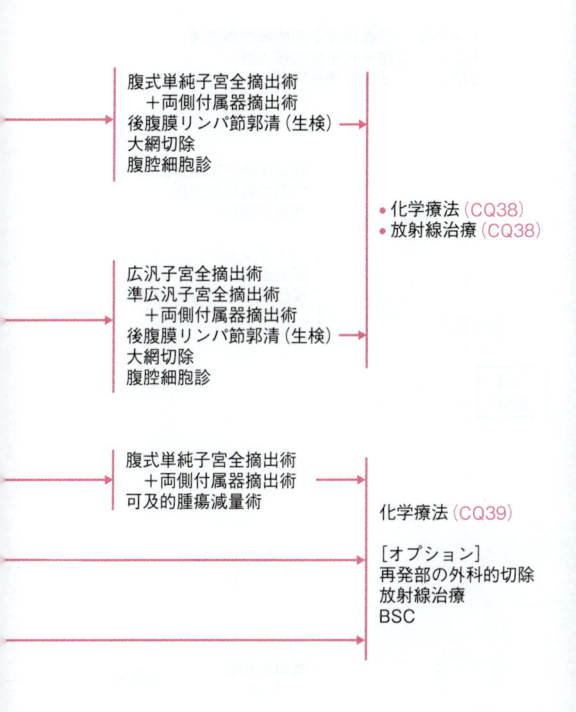

フローチャート

```
腹式単純子宮全摘出術
＋両側付属器摘出術
後腹膜リンパ節郭清（生検）
大網切除
腹腔細胞診
```
→ ・化学療法（CQ38）
　・放射線治療（CQ38）

```
広汎子宮全摘出術
準広汎子宮全摘出術
＋両側付属器摘出術
後腹膜リンパ節郭清（生検）
大網切除
腹腔細胞診
```

```
腹式単純子宮全摘出術
＋両側付属器摘出術
可及的腫瘍減量術
```
→ 化学療法（CQ39）

［オプション］
再発部の外科的切除
放射線治療
BSC

子宮体がん治療ガイドライン 2013 年版

フローチャート 8
子宮肉腫の治療

LGESS ：低悪性度子宮内膜間質肉腫
UES ：未分化子宮内膜肉腫
LMS ：子宮平滑筋肉腫

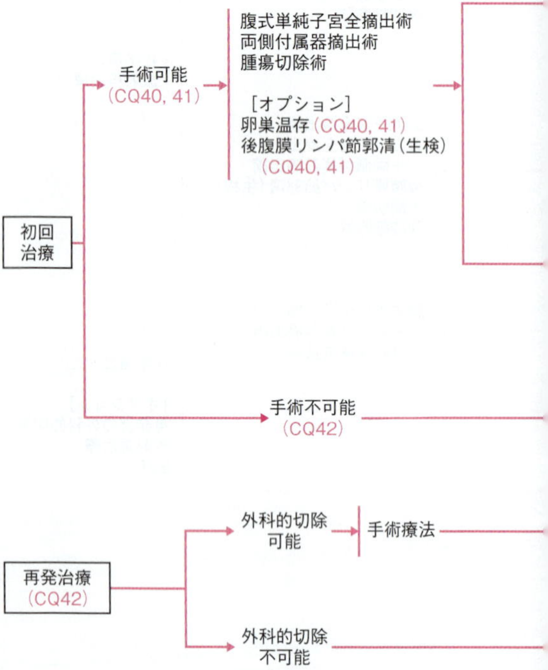

初回治療
- 手術可能（CQ40, 41）
  - 腹式単純子宮全摘出術
  - 両側付属器摘出術
  - 腫瘍切除術

  ［オプション］
  - 卵巣温存（CQ40, 41）
  - 後腹膜リンパ節郭清（生検）（CQ40, 41）

- 手術不可能（CQ42）

再発治療（CQ42）
- 外科的切除可能 → 手術療法
- 外科的切除不可能

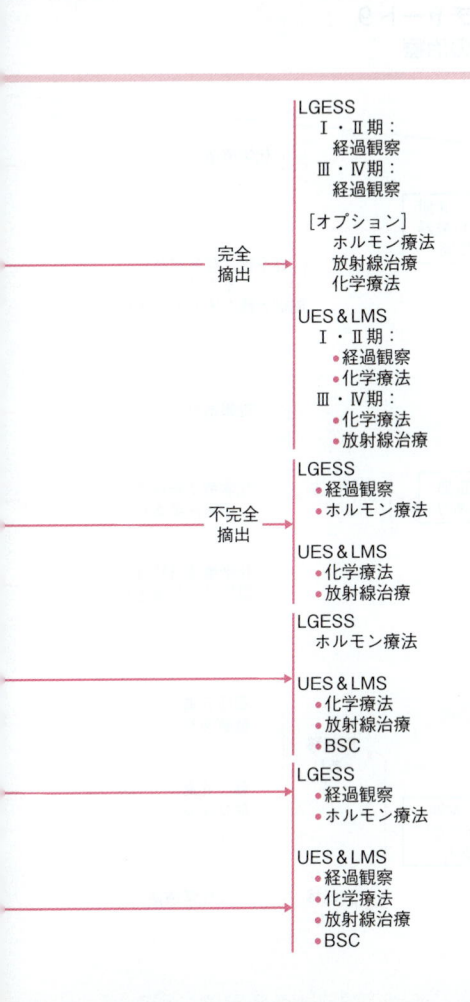

フローチャート

→ 完全摘出
- LGESS
  - Ⅰ・Ⅱ期：
    - 経過観察
  - Ⅲ・Ⅳ期：
    - 経過観察
- [オプション]
  - ホルモン療法
  - 放射線治療
  - 化学療法
- UES＆LMS
  - Ⅰ・Ⅱ期：
    - 経過観察
    - 化学療法
  - Ⅲ・Ⅳ期：
    - 化学療法
    - 放射線治療

→ 不完全摘出
- LGESS
  - 経過観察
  - ホルモン療法
- UES＆LMS
  - 化学療法
  - 放射線治療

→
- LGESS
  - ホルモン療法
- UES＆LMS
  - 化学療法
  - 放射線治療
  - BSC

→
- LGESS
  - 経過観察
  - ホルモン療法
- UES＆LMS
  - 経過観察
  - 化学療法
  - 放射線治療
  - BSC

子宮体がん治療ガイドライン 2013 年版

フローチャート 9
絨毛癌の治療

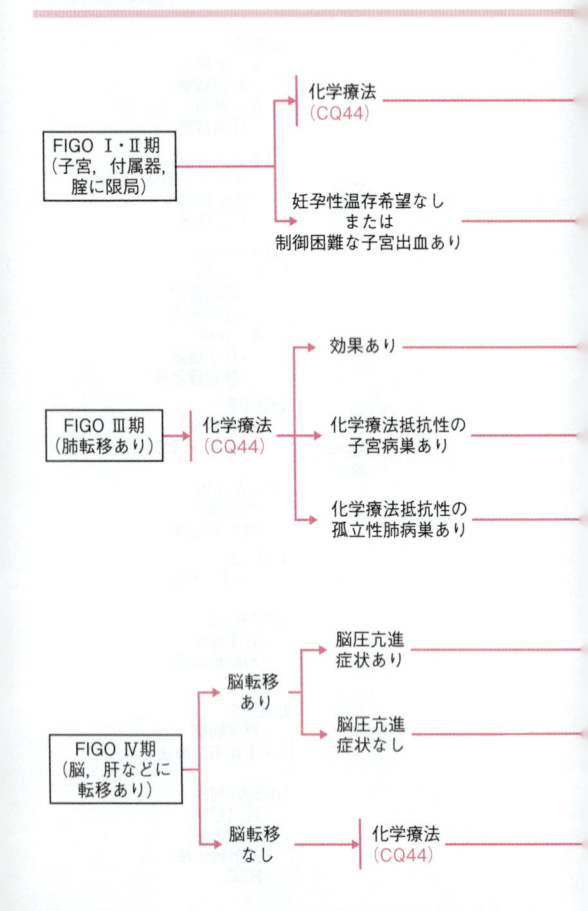

```
FIGO Ⅰ・Ⅱ期          ┬─→ 化学療法
(子宮, 付属器,         │    (CQ44)
 腟に限局)             │
                      └─→ 妊孕性温存希望なし
                          または
                          制御困難な子宮出血あり


FIGO Ⅲ期          化学療法 ┬─→ 効果あり
(肺転移あり)       (CQ44)   │
                           ├─→ 化学療法抵抗性の
                           │    子宮病巣あり
                           │
                           └─→ 化学療法抵抗性の
                                孤立性肺病巣あり


FIGO Ⅳ期          ┬─ 脳転移 ┬─→ 脳圧亢進
(脳, 肝などに      │  あり    │    症状あり
 転移あり)         │          │
                   │          └─→ 脳圧亢進
                   │               症状なし
                   │
                   └─ 脳転移 ──→ 化学療法
                      なし         (CQ44)
```

100

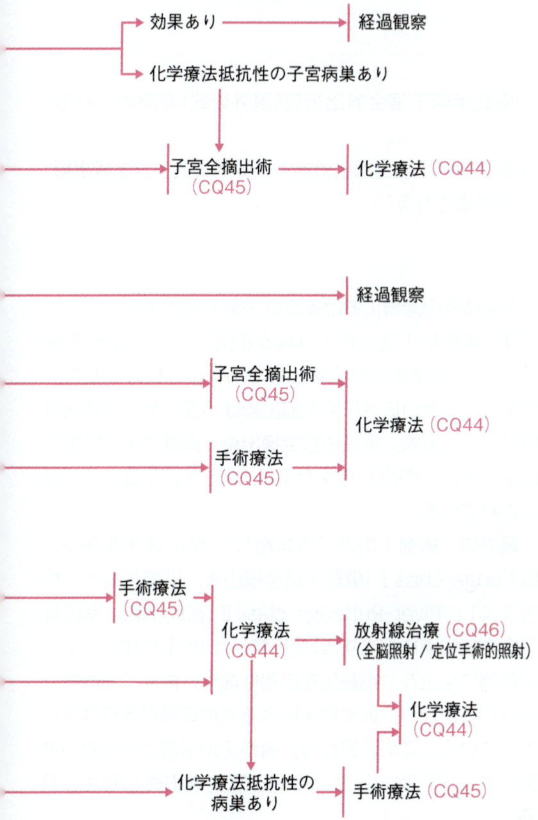

フローチャート

```
         ┌─→ 効果あり ────────────→ 経過観察
         │
         └─→ 化学療法抵抗性の子宮病巣あり
                    │
                    ↓
              子宮全摘出術 ──────→ 化学療法（CQ44）
              （CQ45）


──────────────────────────────→ 経過観察

         ┌─→ 子宮全摘出術 ─┐
         │   （CQ45）      │
         │                 ├─→ 化学療法（CQ44）
         └─→ 手術療法 ─────┘
             （CQ45）


 手術療法
 （CQ45）
    │
    ↓    化学療法 ───→ 放射線治療（CQ46）
         （CQ44）      （全脳照射/定位手術的照射）
                              │
                              ↓
                          化学療法
                          （CQ44）
           │                  │
           ↓                  │
      化学療法抵抗性の ───→ 手術療法（CQ45）
         病巣あり
```

101

子宮体がん治療ガイドライン 2013 年版

CQ 01
術前にⅠ期と考えられる症例に対する子宮摘出術式は？

推奨
①腹式単純子宮全摘出術（筋膜外術式）が奨められる（グレード B）。
②拡大単純子宮全摘出術あるいは準広汎子宮全摘出術も考慮される（グレード C1）。

解説

　子宮体癌の治療における広汎子宮全摘出術のレビューでは，術前にⅠ期と考えられる症例（ここでは術前Ⅰ期とする）では単純子宮全摘出術でも予後は良好なため，リスクの大きい広汎子宮全摘出術は不要であると結論付けている。実際，単純子宮全摘出術，両側付属器摘出術による術前Ⅰ期の5年生存率は90％をこえることが報告されている。

　最近の，術前Ⅰ期の子宮体癌520例に対するPiver-Rutledge classⅠ（単純子宮全摘出術，筋膜外術式に相当する）とPiver-Rutledge classⅡ（拡大単純，準広汎子宮全摘出術に相当する）を比較したRCTの報告では，両群間に全生存や無病生存の差はなく，再発率も同等であったことから，術式拡大による治療成績の改善はないとしている。この結果から，術前Ⅰ期子宮体癌に対し推奨される子宮摘出術式は単純子宮全摘出術と考えられる。

初回治療(特殊組織型を含む)

　この臨床試験では腟断端は頻度が高い子宮体癌の再発部位の一つで，骨盤内再発は34％，その中の腟断端再発は12％であったとされる。オランダで行われたPORTECの臨床試験では，術後追加治療を行わない中リスクの子宮体癌の骨盤内再発の頻度は15％で，その内でも腟断端が6.7％，腟壁が3.3％を占め，その中の2/3以上は他に再発病巣を認めなかったと報告している。特に中リスクや高リスク症例では腟壁部分切除により予後が向上する可能性があるものの，未だ十分な根拠となる臨床試験は行われていない。

　子宮体癌の子宮傍結合織への進展頻度は全体で5.9～13％と報告されていることから，子宮傍結合織切除による治療成績の改善も示唆されている。しかし，これらは全てが後方視的に広汎子宮全摘出術や準広汎子宮全摘出術を施行した比較的進行した症例を対象としていることから，術前Ⅰ期に子宮傍結合織切除を推奨する根拠としては十分ではない。また，前述のRCTでは子宮傍結合織の切除範囲に有意差があったにもかかわらず骨盤内再発頻度には差がないことから，術前Ⅰ期子宮体癌に対する子宮傍結合織切除の治療的意義は低いかもしれない。

　以上の知見や本邦での子宮体癌に対する手術術式の選択から，標準術式としては腹式単純子宮全摘出術(筋膜外術式)が奨められるが，腟壁部分切除を含めた拡大単純あるいは準広汎子宮全摘出術も選択肢の一つである。これを十分実証するためには，臨床試験などによるさらなる検証が必要である。

子宮体がん治療ガイドライン 2013年版

CQ 02
術前にⅡ期と考えられる症例に対する子宮摘出術式は？

推奨

臨床的に子宮頸部間質浸潤があると考えられる症例には，準広汎子宮全摘出術あるいは広汎子宮全摘出術が考慮される(グレード C1)。

● 解説 ●

子宮頸部浸潤は子宮体癌の予後不良因子の一つとして知られている。手術進行期Ⅱ期を対象にした後方視的研究では，初回治療として単純子宮全摘出術に放射線治療を追加するか，準広汎あるいは広汎子宮全摘出術を推奨する報告が多い。これらの術式が推奨される理由の一つが治療成績の改善で，単純子宮全摘出術より有意に無病生存期間が良好であるとされる。逆に，手術進行期Ⅱ期では子宮頸部浸潤の程度にかかわらず予後は不良であるとし，単純子宮全摘出術と広汎子宮全摘出術の間で無病生存期間，再発率に差がないとの報告もある。

一方で，術前にⅡ期と考えられる症例(ここでは術前Ⅱ期とする)の術式を決定する場合，手術進行期におけるⅡ期との不一致率も大きな問題である。術前Ⅱ期の148例中，摘出子宮頸部に病理組織学的に浸潤があったのは66例(45%)のみであった，術前Ⅱ期79例のうち28例(35%)は摘出標本で子宮頸部に病変が見出せなかった，などの報告がある。この病理組織学的乖離か

初回治療（特殊組織型を含む）

ら術前にⅡ期と考えられる症例全てに広汎子宮全摘出術を奨めることには慎重であるべきかもしれない。

　さらに考慮しなければならないのは子宮傍結合織浸潤の問題である。子宮傍結合織浸潤の手術進行期別の検討では，Ⅰ期では少ないが，Ⅱ期では6.3～12%，Ⅲ期で17～53%と報告されている。つまり，手術進行期Ⅱ期であっても子宮傍結合織浸潤の頻度は思いのほか高くなく，ここでも全例に広汎子宮全摘出術を行うべきか否かが議論となる。術前Ⅱ期132例中13例に子宮傍結合織浸潤を見出したという報告があるが，この中では子宮傍結合織を摘出した場合でも，単純子宮全摘出術後に放射線治療を追加した場合でも，治療成績には大きな差を認めないとしている。さらに，子宮傍結合織浸潤は術前Ⅰ期の症例でもみられ，これをきたすリスク因子は子宮頸部浸潤よりむしろ脈管侵襲や深い筋層浸潤，さらに子宮外病変の存在であるという最近の報告もある。広汎子宮全摘出術を選択する根拠は子宮頸部浸潤よりもこれらの予後に関するリスク因子とした方が良い可能性もある。

　以上のように，術前Ⅱ期に対する手術様式を考える場合，まずその子宮頸部病変と子宮傍結合織浸潤の存在に対する術前診断の確実性に疑問がある。また，手術様式を検討した質の高いエビデンスもない。現在のところ臨床的に明らかに子宮頸部間質浸潤を有すると考えられる症例や子宮頸部腺癌との鑑別が難しい症例には，準広汎子宮全摘出術あるいは広汎子宮全摘出術の施行を考慮できる。

子宮体がん治療ガイドライン 2013 年版

CQ 03

骨盤リンパ節郭清の意義は？

推奨

①骨盤リンパ節郭清の正確な進行期を決定する上での診断的意義は確立されている(グレード A)。

②骨盤リンパ節郭清の治療的意義は確立されていないが，中・高リスク群と予想される症例では郭清が考慮される(グレード C1)。

● 解説 ●

　手術進行期を決定するためには，系統的なリンパ節郭清を行うことによるリンパ節転移の有無の診断が必要となってくる。骨盤リンパ節転移の頻度は，GOG33 では，筋層浸潤 1/2 未満の G1, G2 では 5％未満，筋層浸潤 1/2 以上の G1, G2，あるいは筋層浸潤 1/2 未満の G3 では 15％，筋層浸潤 1/2 以上の G3 では 40％であったとしている。リンパ節転移のリスクは腫瘍の大きさが重要で，2 cm 以上の腫瘍径で 15％，2 cm 未満で 4％のリンパ節転移を認めたとし，子宮頸部浸潤があると 15％の，付属器転移があると 32％の骨盤リンパ節転移を認めたとの報告もある。これらから，G1, G2 で筋層浸潤 1/2 未満や腫瘍径が 2 cm 未満の症例では，骨盤リンパ節郭清を省略することが可能かもしれない。

　骨盤リンパ節郭清の治療上の意義に関しては，未だ明確ではない。2 つの RCT では，低リスク群の子宮体癌

初回治療(特殊組織型を含む)

では骨盤リンパ節郭清の治療的意義が見出されなかった。一方，系統的な骨盤および傍大動脈リンパ節郭清により正確な進行期決定を行えた症例では，リンパ節転移の状態に応じた術後化学療法・放射線治療が行われ，生存率が改善するとの報告もみられる。

手術進行期Ⅰ期9,185例，Ⅱ期881例を対象に骨盤リンパ節郭清の意義について検討した報告では，Ⅰ期G3ではリンパ節郭清が5年生存率を有意に改善したとしている。また，G1で筋層浸潤が1/2未満の群に関してはリンパ節郭清による予後改善の効果は認められなかったが，筋層浸潤1/2未満でもG3，組織学的分化度を問わず筋層浸潤1/2以上またはⅡ期以上の群においては，リンパ節郭清範囲の拡大が予後の改善に寄与することを示唆した報告もある。これらに対して，骨盤リンパ節郭清はⅠ期でもⅡ期でも予後を改善しないとする報告もみられる。

以上より，G1，G2で子宮頸部浸潤がなく筋層浸潤1/2未満と，術前に評価できる症例において，画像検査や術中観察で子宮外病変を否定できる場合にリンパ節郭清は省略できる可能性がある。

Cochrane Libraryでは，骨盤リンパ節郭清について，診断的意義は確立しているが，OSと無再発生存期間の延長に寄与するという証拠は得られず，治療的意義は確立していないとしている。しかし，リンパ節転移リスクが高い症例を術前に確実に診断するシステムがない現況では，追加治療が必要な症例を選別する意味でも，明らかに低リスク群と術前診断ができる例を除き骨盤リンパ節郭清が考慮される。

子宮体がん治療ガイドライン 2013 年版

CQ 04

傍大動脈リンパ節郭清(生検)の意義は？

> **推奨**
> ①傍大動脈リンパ節郭清(生検)は手術進行期決定に必要である(グレード A)。
> ②傍大動脈リンパ節郭清(生検)の治療的意義は確立されていないが，中・高リスク群と予想される症例では郭清(生検)が考慮される(グレード C1)。

● 解説 ●

　米国における281例の検討では，類内膜腺癌の16％，特殊組織型の40％にリンパ節転移を見出している。これら転移陽性症例の62％(全体の14％)に傍大動脈リンパ節転移がみられ，骨盤・傍大動脈リンパ節の両方に転移のあったものが46％(全体の10％)，傍大動脈リンパ節にのみ転移がみられたものは16％(全体の4％)であった。この検討のように傍大動脈リンパ節転移は骨盤リンパ節転移を伴っているとする報告が多く，骨盤リンパ節転移リスク群は同時に傍大動脈リンパ節転移リスク群でもある。

　傍大動脈リンパ節転移は骨盤リンパ節転移の他にも，1/2以上の筋層浸潤で10～17％，子宮頸部浸潤で24％程度，腹腔細胞診陽性で20％程度，G3で15～50％，リンパ管侵襲がある場合では17％に認められるとされる。骨盤リンパ節転移のリスク因子は血清

初回治療（特殊組織型を含む）

　CA125 値と volume index，1/2 以上の筋層浸潤と G3，漿液性腺癌であり，これらリスク因子のない症例では傍大動脈リンパ節郭清は不要との意見もある。以上から，骨盤リンパ節郭清を省略し得る群（CQ03 参照）同様に，類内膜腺癌 G1 または G2 相当で，子宮頸部浸潤を伴わない筋層浸潤 1/2 未満，子宮外病変のみられない症例で傍大動脈リンパ節郭清（生検）を省略することは可能かもしれない。

　傍大動脈リンパ節郭清（生検）の治療的意義は未だ確立されていない。しかし，骨盤リンパ節郭清の場合と同様に，傍大動脈リンパ節郭清による進行期決定によって術後治療の個別化が可能になり予後改善につながるため，傍大動脈リンパ節郭清を施行すべきであるとする報告も散見される。CQ03 で述べた 2 つのリンパ節郭清（生検）に関する RCT では，傍大動脈リンパ節郭清（生検）の治療的意義に関しての独立した解析はなされていない。しかし，低リスクの子宮体癌でのリンパ節郭清の治療的意義は少ないという結論から，この群では骨盤リンパ節はもとより傍大動脈リンパ節の郭清（生検）の治療的意義も少ないと考えられる。一方，671 症例に対する最近の比較的大規模な後方視的検討では，中リスク群や高リスク群では傍大動脈リンパ節郭清の追加が明らかに予後改善に貢献するとしている。

　以上を CQ03 の解説とあわせ考えると，低リスク群では，リンパ節郭清そのものが省略可能であるが，術前にリスクが高いと評価された症例では，系統的に傍大動脈リンパ節まで郭清（生検）することも考慮される。

子宮体がん治療ガイドライン 2013 年版

CQ 05
大網切除は必要か？

推奨
①全ての症例において慎重な視診や触診による大網の検索が必要であり，転移が疑われる場合には大網切除を行い正確な病期を決定する(グレード A)。
②深い筋層浸潤，術中迅速腹腔細胞診陽性，組織型が類内膜腺癌 G3 や特殊組織型，肉眼的な子宮外病変の存在がある場合には，大網に所見がなくとも大網切除を行うことが考慮される(グレード C1)。

● 解説 ●

　術前Ⅰ期と考えられる 84 例の前方視的な検討によると 7 例 (8.3%) に大網転移を認め，うち 5 例が漿液性腺癌で，2 例は類内膜腺癌 G2，G3 であった。この報告では，大網転移は漿液性腺癌，付属器転移，ダグラス窩播種，リンパ節転移，組織学的分化度 G3 と相関があったとし，大網切除は術前Ⅰ期であっても基本手技とすべきであり，上述のリスクを持った症例では大網の完全摘出を行うべきであるとしている。また，後方視的に術前Ⅰ期と考えられる 97 例を検討した報告では，大網転移は全体の 6%，筋層浸潤が 1/2 をこえる症例の 20%，G3 症例の 22%，明細胞腺癌の 40%，付属器転移症例の 33%，腹水細胞診陽性症例の 45%，骨盤リンパ節転移症例の 30% に認められ，これらの病理組織学的因

初回治療(特殊組織型を含む)

子のうち統計学的に独立したリスク因子であった筋層浸潤の深い症例やG3に対しては大網切除が必要であるとしている。また類内膜腺癌で，顕微鏡的大網転移と，付属器転移，リンパ節転移，深い筋層浸潤との相関を示した後方視的検討がある。さらに，術中に肉眼的に明らかな子宮外病変を認めなかった症例の検討で，大網転移と細胞診陽性との間の有意な相関を見出し，術中迅速細胞診陽性例には視診，触診で大網転移を疑わなくとも大網切除を行うべきとする報告などもみられる。

NCCNガイドライン2012年版では，CA125が高値を示す場合や，MRIやCTにより子宮外進展が示唆される場合においては，大網切除は播種の範囲を確認するために有用であるとしている。また，漿液性腺癌，明細胞腺癌，癌肉腫に対しては大網切除を含めた術式を奨めている(CQ07参照)。ESMOガイドライン2011年版でも類内膜腺癌に対して，同様の推奨が行われている。

以上より，大網切除は進行期確定の手段として有用な方法であるといえる。特に，低分化型類内膜腺癌，漿液性腺癌または明細胞腺癌などの特殊組織型である場合や深い筋層浸潤が考えられる場合，肉眼的に骨盤腔または腹腔内に播種が認められる場合は大網切除を行い，転移の有無を病理組織学的に検索すべきであろう。一方，筋層浸潤が浅い場合や，悪性度の高い組織型ではない場合についての大網切除の意義は，明確に肯定されているとはいえない。しかし，いずれの文献も大網切除による不利益がないことを述べており，大網転移例の予後の悪さなどを考えると大網切除は標準手術手技の一部として検討すべき時期にきているものと考えられる。

子宮体がん治療ガイドライン 2013 年版

CQ 06
卵巣温存は可能か？

推奨
①初回治療において原則として両側付属器摘出術を行い，手術進行期を決定する(グレード A)。
②高分化型で筋層浸潤の浅い若年症例では卵巣温存に伴う危険性を十分に説明した上で温存が考慮される(グレード C1)。

● 解説 ●

　術前Ⅰ・Ⅱ期と診断された症例の卵巣転移率は，それぞれ，5%・10%前後と報告されており，卵巣への転移は臨床的に無視できず，一般に両側付属器摘出術が併術されているが，その治療的意義を前方視的に検討した報告はみられない。なお，卵巣温存が問題になる若年症例における卵巣転移について，45歳以下と46歳以上の2群では差がないと報告されている。

　最近，米国 SEER のデータベースを用いた 45 歳以下のⅠ期子宮体癌の後方視的検討が報告され，卵巣温存群と摘出群では生存率に有意差がないことが示された。

　若年症例では子宮体癌と卵巣癌の重複の頻度が高いとする報告が多い。スウェーデンでの 1961～1998 年に登録されたほぼ全ての子宮体癌(19,128 例)と卵巣癌(19,440 例)での検討では，子宮体癌が卵巣癌と強い相関を示すことが明らかにされている。特に，40 歳以下

初回治療(特殊組織型を含む)

の類内膜腺癌では卵巣癌を合併する頻度が非常に高いことが指摘された。本邦での重複の頻度は2〜10％と報告されているが，年齢との関連の検討はなされていない。韓国での多施設による後方視的検討では，卵巣を温存した子宮体癌症例175例(Ⅰ・Ⅱ期が99％，45歳以下が83％)での無再発生存率は94％，全生存率は93％であり，Ⅰ期の類内膜腺癌症例では再発は認められなかった。卵巣温存は再発率上昇には関与しないと結論付け，卵巣温存条件として，①卵巣機能温存の強い希望，②術中観察にて腫瘍の子宮外進展がない，③肉眼的に両側卵巣が正常，④転移が疑われるリンパ節が迅速病理組織学的検査にて陰性，⑤術前の組織学的検索にて類内膜腺癌である，⑥乳癌・卵巣癌の家族歴がない，ことを挙げている。また，米国での後方視的検討では，45歳以下の子宮体癌症例251例において，Ⅰ期が推定される症例では，両側付属器摘出術を施行した症例では，卵巣温存症例よりも無再発生存率は有意に高かったが，全生存率に差異は認められなかった。

　以上より，明らかに高分化型で筋層浸潤の浅い若年子宮体癌症例では卵巣温存が考慮されるが，現時点では慎重に対応する必要がある。ホルモン補充療法(HRT)の安全性と有効性の検討の結果(CQ25参照)如何が，卵巣温存の必要性の議論に影響を与え得るからである。

　なお，卵巣転移の有無を確認するために施行される場合がある卵巣楔状切除術に関しては，その有用性を証明する報告はみられない。

子宮体がん治療ガイドライン 2013 年版

CQ 07

漿液性腺癌または明細胞腺癌に対して推奨される手術術式は？

> **推奨**
>
> ①子宮全摘出術，両側付属器摘出術が奨められる(グレード B)。
> ②上記術式に加えて，骨盤・傍大動脈リンパ節郭清（生検）と大網切除が考慮される(グレード C1)。

● 解説 ●

　漿液性腺癌では 18％の症例で上腹部に顕微鏡的病巣がみられ，26％にリンパ節転移が認められる。さらに，傍大動脈リンパ節への転移も 16～18％と報告されており，手術時に高頻度に子宮外病変を認めることが予後不良の原因の一つに挙げられる。子宮筋層浸潤の程度と子宮外病巣の有無について相関が強くないことは，漿液性腺癌のもう一つの特徴である。漿液性腺癌で病理組織学的に筋層浸潤がない症例であっても，リンパ節転移は 6～36％に，卵巣転移や大網転移を含む腹腔内病巣は 19～43％に認められる。手術術式を決定するときには，漿液性腺癌におけるこれらの臨床的特徴を考慮する必要がある。後方視的に手術術式を検討している報告に共通した結論として，手術時に子宮外病巣の有無を把握し手術進行期を決定することが追加治療の選択の上でも非常に重要であるという点であり，子宮全摘出術，両側付属

初回治療(特殊組織型を含む)

器摘出術に加え，骨盤・傍大動脈リンパ節郭清(生検)，大網切除を推奨している。

　系統的リンパ節郭清施行群においては，再発率が未施行群に比較し低下する傾向がみられ，さらに系統的リンパ節郭清を行ったⅠ期34例ではリンパ節再発が認められなかったことから，リンパ節郭清には治療的意義があり，予後改善に寄与する可能性が示唆されている。同様にⅠ期でリンパ節郭清ならびに大網切除まで行い完全なステージングが行われた症例の5年生存率は95%に達したのに対し，不完全な手術例は45%であったという報告もある。

　特に，進行した漿液性腺癌では子宮全摘出術，両側付属器摘出術，骨盤・傍大動脈リンパ節郭清，大網切除に加え，転移・播種巣の切除で病巣をほぼ残さない，卵巣癌と同様の optimal cytoreductive surgery (OCS) が予後改善に貢献することが指摘されている。Ⅳ期の漿液性腺癌において OCS が施行された症例の中間生存期間が 26.2 カ月だったのに対し，未施行例のそれはわずか 9.6 カ月であった。また，Ⅲc〜Ⅳ期の OCS 症例で 40 カ月に対し未施行例は 10 カ月であったなどの報告がある。

　明細胞腺癌は漿液性腺癌よりも頻度が少ないために術式と予後に関する報告が限られているが，手術進行期別分布，5年生存率や子宮外病巣の頻度が両者でほぼ同じであることから，明細胞腺癌に対しても漿液性腺癌と同じ手術術式が望ましいと考えられる。ただし，子宮全摘出術の術式については，いずれの組織型においても広汎子宮全摘出術が単純子宮全摘出術に比べて予後を改善するという報告はない。

子宮体がん治療ガイドライン 2013 年版

CQ 08

手術進行期分類にある鼠径リンパ節の生検は必要か？

推奨

①術前に CT などの画像検査にて腫大が判明している場合は，生検を行い進行期を確定する(グレード A)。
②腫大が認められない場合に生検を施行する意義は明らかではなく，日常診療での実践は奨められない(グレード C2)。

● 解説 ●

鼠径リンパ節は子宮体癌の所属リンパ節には含まれていないことから，鼠径リンパ節転移は遠隔転移として捉えられており，本邦の『子宮体癌取扱い規約 第 3 版』(2012 年)や FIGO2008 分類では，鼠径リンパ節転移が認められた場合はⅣB 期となる。鼠径リンパ節転移のみの報告はないが，Ⅳ期の子宮体癌を検討した報告では，13〜22％で所属リンパ節以外へのリンパ節転移(鎖骨上節や縦隔などを含め)を認めたとしている。

一般的に，子宮からのリンパ行性転移の経路は，①子宮頸部から基靱帯を経由して骨盤リンパ節，さらには傍大動脈リンパ節へ達する経路，②骨盤漏斗靱帯，すなわち卵巣動静脈に沿って傍大動脈リンパ節に達する経路，③子宮円靱帯に沿って鼠径リンパ節に至る経路の 3 つが考えられるが，前 2 者が主なルートであり，円靱帯経路による転移頻度は低く，鼠径リンパ節転移陽性の症

初回治療(特殊組織型を含む)

例の多くは骨盤リンパ節転移を認める場合が多い。しかし,鼠径リンパ節腫大以外に症状を認めなかった症例も報告されており,鼠径リンパ節腫大の有無に留意することは重要である。鼠径リンパ節生検の意義についての多数例の検討は未だ報告されていないが,腫大鼠径リンパ節に対する生検は比較的侵襲が少ないことから,CT などの画像検査で腫大が判明している場合は生検を行い,進行期決定に供することが望ましい。

子宮体がん治療ガイドライン 2013 年版

CQ 09
術式決定における画像検査の意義は？

推奨

①術前に MRI を行い，筋層浸潤・子宮頸部浸潤を評価することが奨められる(グレード A)。
②リンパ節転移・遠隔転移を CT，MRI などで評価することが奨められる(グレード A)。

● 解説 ●

筋層浸潤・子宮頸部浸潤の画像評価

　1999 年の 47 の論文によるメタアナリシスでは，筋層浸潤の評価に対して造影 MRI が単純 MRI や超音波断層法検査よりも有意に有用であり，CT に比しても有用である傾向が示された。ただし，MRI は深部に及ぶ筋層浸潤に対して有用であるが，筋層浸潤がないか浅い症例に対しては有用性が低下するという報告もあった。最近では，T2 強調画像のみの筋層浸潤深達度に関する正診率が 78％であったのに対し，ダイナミック造影を加えることで 92％まで有意に向上したという報告がみられる。また，3 テスラの MRI では，T2 強調画像と拡散強調画像の癒合画像を加えた方が，ダイナミック造影画像単独よりも有意に筋層浸潤に関する正確な評価が可能であったとの報告や，拡散強調画像の腫瘍の apparent diffusion coefficient (ADC) 値 (見かけ上の拡散の度合いを表す値) は正常内膜や良性病変より有意に低値で

初回治療(特殊組織型を含む)

あったとの報告がみられ,浸潤の評価に有用であるとされる。また,子宮頸部浸潤の評価にも MRI が有用であるとする報告が多くみられる。

リンパ節転移・遠隔転移の画像評価

経腟超音波断層法検査,CT,MRI はリンパ節の腫大を転移の根拠としている。画像上,短径 1 cm がリンパ節転移の検出限界と考えられるが,1 cm 未満のリンパ節にも組織学的転移が認められることがあり,大きさだけでリンパ節転移を評価することには限界がある。それに対して,FDG-PET/CT は糖代謝をターゲットにした転移検出方法であり,リンパ節転移の診断に従来の画像検査より有用であるとする論文が多い。ただし,微小転移巣を検出できない例が報告されており,FDG-PET/CT が陰性というだけでは後腹膜リンパ節郭清(生検)を除外できない。遠隔転移に対しても FDG-PET/CT を推奨する論文があるが,リンパ節転移と同様に微小転移巣の診断精度には注意が必要である。

以上より,現段階では,1 cm 以上の腫大があるリンパ節転移には,術前画像評価の有用性は高いと考えられるが,微小転移巣の描出には限界がある。

今後,画像検査はさらに進歩する可能性を秘めている。例えば,ADC 最低値が予後と相関することや,PET の FDG 集積の最高値(SUVmax)が悪性度と関連することが示されている。また,エストロゲン受容体の発現を表す FES (fluoro-estradiol) -PET と FDG-PET の両者を施行し,子宮体部腫瘍における両者の SUV 比率(^{18}F-FDG/^{18}F-FES)が悪性度の高リスクと相関するなど新たな報告も発信されつつある。

子宮体がん治療ガイドライン 2013 年版

CQ 10

子宮摘出標本の術中迅速病理組織学的診断は術式決定に有用か？

推奨

①術中迅速病理組織学的診断を行うことは，リンパ節郭清(生検)や大網切除を考慮する上で有用な場合もある(グレード C1)。

②組織型，組織学的分化度，筋層浸潤の程度の確定診断には奨められない(グレード C2)。

● 解説 ●

類内膜腺癌 G3，漿液性腺癌，明細胞腺癌，癌肉腫は一般的に予後が悪いので，その病理組織学的診断は重要である。術中迅速病理組織学的診断による類内膜腺癌の分化度診断正診率に関する報告では，G1 で 93～97％，G2 で 66～92％，G3 で 40～86％，全体では 84～92％であり，組織学的分化度が低いほど正診率が低く，術中迅速病理組織学的診断にも問題点が残る。施設間格差についても 65～92％とばらつきがあることが指摘されている。予後不良の組織型の 71％は術中迅速病理組織学的検査では診断できず，組織型診断の正確性を高めるためには術前の子宮内膜搔爬と組み合わせる必要があるとの報告もみられる。

一方，術中迅速病理組織学的診断での筋層浸潤深達度の正診率は 87～91％(内膜限局，内側 1/3，中 1/3,

外側1/3に分類した場合)，95％(1/2未満，1/2以上に分類した場合)とされる。しかしながら，G3例での術中迅速病理組織学的診断による筋層浸潤深達度の正診率は，33％と低かったとされる。

　ある前方視的検討では，術中迅速標本での組織学的分化度，筋層浸潤深達度の診断を永久標本のそれと比較すると，一致率はそれぞれ58％，67％で，術中迅速診断では多くが過小評価され，適切な手術治療が行われない危険性が指摘されている。術中迅速診断で組織学的分化度と筋層浸潤深達度を評価し低・中・高リスク群に分類すると16％が過小評価されたとの報告もある。

　近年，後方視的な多数例のリンパ節郭清(生検)とリンパ節転移頻度に関する臨床病理組織学的な報告がなされ，術中の組織学的分化度と筋層浸潤の程度により，リンパ節郭清の適応を決定する試みに関しての報告がみられるが，術前・術中診断の不正確さから一定した基準は得られていない。また，迅速病理組織学的検査を用いて，子宮体癌の予後が改善するか否かを前方視的に検討した研究は未だ報告されていない。後方視的研究であるが，婦人科病理診断に精通する病理医の迅速病理組織学的診断をもとに中・高リスクを判断して系統的にリンパ節郭清をしても，郭清を行わず術後追加放射線照射を行った症例を凌駕して有意に生存率が改善されることはなかったとする報告もある。

　現時点では術中迅速病理組織学的診断は術式を考えるときの参考として有用なこともあるが，組織型，組織学的分化度，筋層浸潤の程度の確定診断に供することは奨められない。

CQ 11

リンパ節転移の判定に術中迅速病理組織学的診断を施行すべきか？

> **推奨**
> ①明らかな腫大を認める場合は，転移の診断に有用である(グレード C1)。
> ②リンパ節転移の有無を術中迅速病理組織学的診断で検索し，その結果によって術式の変更を決定するだけの根拠はなく，日常診療での実践は奨められない(グレード C2)。

● 解説 ●

　骨盤リンパ節の術中迅速病理組織学的診断を行った子宮体癌 72 例の検討がある。骨盤リンパ節(1,063 個)の術中迅速病理組織学的診断の結果 7 例(10％)に転移が陽性であるが，永久標本による病理組織学的診断(2,666 個)では 17 例(24％)に転移があった。つまり，偽陰性率 59％で偽陽性はなかった。さらに，術中迅速病理組織学的診断陽性のリンパ節の平均サイズは 9.0 mm で，永久標本による病理組織学的診断陽性リンパ節では平均 4.3 mm であり，術中迅速病理組織学的診断で偽陰性であったリンパ節は平均 2.0 mm であった。これは術中迅速病理組織学的診断に供するリンパ節を適切に選択することは困難であることを示す報告と考えられる。また，子宮体癌 52 例と子宮頸癌 134 例を

初回治療(特殊組織型を含む)

まとめて術中迅速病理組織学的診断(2,718個)と永久標本での診断(6,710個)を比較検討した報告もある。術中迅速病理組織学的診断では19例(10%)が陽性で,永久標本による病理組織学的診断では29例(15%)が陽性と診断された。また,術中迅速病理組織学的診断は152例(82%)が陰性であったが,永久標本による病理組織学的診断は157例(85%)で陰性であった。偽陰性率は35%で,偽陽性率は3%であった。

子宮頸癌では郭清したリンパ節を凍結標本と永久標本で検討した報告があり,凍結標本の特異度は100%であるが,感度は68%と低く,リンパ節の転移巣が微小であると凍結標本では診断に限界があるとの指摘もある。その他の臓器では前立腺癌と乳癌において同様の検討がなされているが,統一した見解は出されていない。

リンパ節転移の有無を術中迅速病理組織学的診断で検索し,その結果によって術式の変更を行う根拠とするためには,術者が転移しているリンパ節を術中に正確に判断できる方法があるかという問題と,凍結標本によるリンパ節の切り出し方法の標準化,病理組織学的診断の精度等の問題があり,現状ではその両者ともが未解決である。しかしながら,術中に明らかに硬く腫大したリンパ節を生検して転移陽性であった場合は高リスク群としての術式の決定に役立つことも考えられる。

子宮体がん治療ガイドライン 2013 年版

CQ 12
センチネルリンパ節生検によりリンパ節郭清(生検)を省略できるか？

推奨
センチネルリンパ節生検によって後腹膜リンパ節郭清(生検)を省略することを決定するだけの十分な根拠はなく，日常診療での実践は奨められない(グレード C2)。

● 解説 ●

　センチネルリンパ節を同定するにはパテントブルーなどを用いる色素法，99m-テクネチウムなどを用いる RI 法などがあるが，最近の報告では両者併用法がほとんどである。

　トレーサーの投与部位については議論がある。腫瘍周囲内膜にトレーサーを投与することで生理的なリンパ流を検出し得ると考えられ，最初の報告では子宮鏡下で99m-テクネチウムを投与する方法が試みられた。この報告では 28 例中 23 例に平均 3.1 個のセンチネルリンパ節を同定でき，リンパ節転移に対する感度，特異度ともに 100％であったとしている。傍大動脈，外腸骨，閉鎖リンパ節にセンチネルリンパ節が同定されたものが多く，次いで総腸骨，内腸骨リンパ節が多く，ごく少数で仙骨，鼠径上リンパ節に同定されている。腫瘍周囲に直接投与する方法は傍大動脈領域リンパ節の検出には優れているが，手技の煩雑さや患者への侵襲の点が課題とさ

初回治療(特殊組織型を含む)

れ，直視下(または腹腔鏡下)に子宮漿膜下筋層に投与する方法や子宮頸部に投与する方法なども報告されている。フランスで行われた125例の多施設前方視的検討も子宮頸部投与(色素＋RI)で実施されており，簡便で再現性に優れている点が長所であるが，傍大動脈リンパ節領域の検出には適当とは考えられず，骨盤内のセンチネルリンパ節検出に限定した投与方法と考えるべきである。

検出したセンチネルリンパ節の病理組織学的評価方法によっても，転移の検出率は大きく異なってくる。検索断面を増やすことやサイトケラチンの免疫組織化学染色を加えることで微小な転移の検出率が上昇することが報告されている。子宮体癌における最初の多施設研究では，センチネルリンパ節を3mmごとに切断し，それぞれにつき0.2mmごとに4切片を作成し，免疫組織化学染色を含めて検討している。この研究では陰性的中率97％，感度84％と比較的良好な成績が得られているが，高リスク群での転移の的中率が悪く，術中迅速病理組織学的診断では微小転移(micrometastasis)が検出されにくいなどの問題も指摘されている。

子宮体癌に対するセンチネルリンパ節生検の妥当性については多数の報告が蓄積され，多施設前方視的検討の結果も報告される段階にきたが，センチネルリンパ節生検によりリンパ節郭清(生検)を省略できるとする根拠を得るまでには至っていない。治療の個別化への可能性を検討していく上でも，統一したプロトコールによる妥当性の評価が必要である。

子宮体がん治療ガイドライン 2013 年版

CQ 13

手術に際して腹腔細胞診を行うべきか？

推奨

腹腔細胞診は予後因子としての検討をさらに継続するために行われるべきであり，陽性例は進行期分類とは別に報告する(グレード A)。

● 解説 ●

　腹腔細胞診の結果が FIGO2008 分類の進行期決定から除外された理由は，子宮に限局した症例においては独立した予後因子とはならないとするいくつかの報告が示されたためである。しかし，一方で腹腔細胞診が独立した予後因子となるとする報告もある。予後因子としての検討を今後も継続するため，FIGO2008 分類に加え，『子宮体癌取扱い規約 第 3 版』(2012 年)や NCCN ガイドライン 2012 年版において，腹腔細胞診自体は行われるべきであり，陽性例は進行期分類とは別に報告しなければならないとされている。

　腹腔細胞診陽性は，子宮体癌手術症例の 11％の頻度でみられる。腹腔細胞診は他の予後不良因子(G3，1/2 以上の筋層浸潤，脈管侵襲，子宮外進展)を認めた場合に陽性となる頻度が高くなる。特に，後腹膜リンパ節転移，子宮付属器転移，腹腔内転移といった子宮外進展をきたしている進行例では腹腔細胞診が陽性となる頻度は 24～100％と明らかに高率となる。こうした進行例にお

初回治療(特殊組織型を含む)

いては腹腔細胞診陽性は独立した予後不良因子となり，腹腔内再発や遠隔転移と関係し生存期間を短縮させる。

　一方で，子宮外進展を認めない初期症例においては他の予後不良因子との関連は明らかではない。病変が子宮に限局している症例においては，腹腔細胞診陽性は組織学的分化度や筋層浸潤，脈管侵襲とは関連がなかったなどの報告がみられる。後腹膜リンパ節の検索が十分に行われた(正確な手術進行期を確定するための手術が行われた)症例の検討では，腫瘍が子宮内にとどまっている場合，腹腔細胞診陽性は予後不良因子とはならないとする報告がある一方で，予後不良因子となるとする報告もある。

　これまでの報告をまとめると，腫瘍が子宮に限局している腹腔細胞診陽性症例のうち，高リスク症例における再発率は 32％であるのに対して，低リスク症例(1/2以下の筋層浸潤，G1, G2, 脈管侵襲陰性，子宮頸部間質浸潤なし)では 4.1％と明らかに低く，腹腔細胞診による予後診断はリスク別にその意義が異なる可能性がある。その意味でも，今後の症例のさらなる集積と解析を待ちたい。

　腹腔細胞診陽性は後腹膜リンパ節転移や大網転移と有意に相関したとするいくつかの報告がみられる(CQ04, CQ05 参照)。このことから，術中に腹腔細胞診の評価が可能で，その陽性例においては，大網転移やリンパ節転移などの子宮外進展の有無を検索し，正確な手術進行期を確定するための手術を考慮すべきかもしれない。

子宮体がん治療ガイドライン 2013 年版

CQ 14

腹腔鏡下手術は標準術式の一つとなり得るか？

> **推奨**
>
> ①子宮内膜異型増殖症や病巣が子宮に限局し子宮頸部間質浸潤がないと予想される早期子宮体癌（Ⅰ期）に対しては，症例により腹腔鏡下手術の日常診療での実践も考慮される(グレード B)。
>
> ②進行子宮体癌に対する腹腔鏡下手術は奨められない(グレード C2)。

1. 日本産科婦人科内視鏡学会技術認定医または日本内視鏡外科学会技術認定医と日本婦人科腫瘍学会婦人科腫瘍専門医を加えたチームまたは指導体制により術式の決定および手術を行うのが望ましい。
2. 腹腔鏡下手術の術式の決定に際してはCQ01，CQ03，CQ04 の基本方針に従う。

● 解説 ●

　子宮内膜異型増殖症に対する治療法は妊孕性温存の希望がない場合には子宮全摘出術が選択される。子宮全摘出術の方法として腹腔鏡下手術は，より低侵襲な手術として選択され得る。

　子宮体癌に対する腹腔鏡下手術は，2005 年から 2009 年に 3 つの RCT の報告がなされた。これらの報告は腹腔鏡下手術症例数が比較的少数ではあるが，予後

初回治療(特殊組織型を含む)

に関しても開腹手術と差がないという結果であった。その後，より症例数が多い3つの多施設RCTの結果が報告され，手術時間は開腹手術と比較して延長するものの，術中出血量，入院期間，術後早期のQOLにおいては腹腔鏡下手術において優れているとされ，術中・術後合併症においては両者で差はみられないとの結果であった。GOGによって行われた1,682名の腹腔鏡下手術症例と909例の開腹手術症例大規模RCT (LAP2 study)の予後に関する結果が報告され，術後3年の時点での再発率は差がなく，推定5年生存率も両群とも90％と，これも差がみられなかった。病巣が子宮に限局し子宮頸部間質浸潤がないと予想される早期子宮体癌に対する治療法として，腹腔鏡下手術は開腹手術に劣らないことを示すものである。

　進行または転移性の子宮体癌に対して腹腔鏡下手術を行った大規模な報告は存在せず，子宮体癌に対する腹腔鏡下手術に関する報告は，ほとんどが術前の予想される進行期がⅠ期を中心としたものに限られる。LAP2 studyによるサブグループ解析において，手術進行期がⅢ，Ⅳ期であっても腹腔鏡下手術と開腹手術の再発リスクは有意な差を認めなかったとされているが，これらの進行症例は全体の14％と症例数が少ないため確定的な結論を得ることはできない。腹腔鏡下手術で傍大動脈リンパ節転移が見逃されたという症例報告もあり，転移のリスクが高い症例においてはリンパ節を含めた腹腔内の十分な観察や検索が必要であり，進行症例に対する腹腔鏡下手術を推奨できる根拠は現在のところない。

子宮体がん治療ガイドライン 2013 年版

CQ 15
子宮摘出術後に子宮体癌と判明した症例の取り扱いは？

推奨

①筋層浸潤 1/2 未満，G1 または G2 において子宮外病変が否定的な場合には経過観察も可能である。ただし，脈管侵襲を認める場合は補助療法が考慮される(グレード C1)。

②筋層浸潤 1/2 未満でも子宮外病変が疑われるときや G3 あるいは特殊組織型，またⅠB 期以上の場合は再手術による病期の再決定，転移の確認を行い，補助療法の要否を検討するのが望ましい(グレード C1)。

● 解説 ●

　病理組織学的検査の結果，筋層浸潤を認めない症例で G1 または G2 の場合には，リンパ節転移が極めて低率であると報告されていることから，経過観察が可能である。1/2 未満の筋層浸潤を認めるⅠA 期相当で G1 または G2 の症例についても，リンパ節転移頻度は 2.0% である。これに腫瘍サイズ 2 cm 以下という因子を加えるとさらに低率で 0.8% である。NCI の SEER program での調査でもⅠ期症例(90% 程度が FIGO 1988 分類Ⅰa～Ⅰb 期)のうち，リンパ節郭清(生検)を行った 9,009 例の 5 年生存率は 96% であったのに対

初回治療(特殊組織型を含む)

し,それを行わなかった 22,780 例の生存率は 97%と全く差がなかったとの報告も出されている。したがって,このような症例でも画像検査を行い,子宮外病変が否定された場合には経過観察が可能であろう。

一方,筋層浸潤 1/2 未満で G1 または G2 症例でも,画像検査で子宮外病変が疑われる場合には,再手術による病期分類の診断または転移病変の病理組織学的確認を行うことが望ましい。子宮外病変が否定的な場合でも,予後因子として重要であると考えられていることから,脈管侵襲を認める場合は補助治療を行うのが望ましい。

摘出子宮による病理組織学的検査でⅠA期 G3 あるいは特殊組織型,ⅠB期,Ⅱ期と診断された場合には,再手術を行い正確な進行期を決定することを原則とすべきである。なぜなら,そのような症例は子宮外進展のリスクが高いことが示されているからである。ただし,NCCN ガイドライン 2012 年版では画像検査で子宮外病変が否定された場合には,再手術を行わずに補助療法(放射線治療:骨盤照射+腔内小線源治療±傍大動脈リンパ節照射,G3 症例では±化学療法)を検討することは可能としている。補助療法としての放射線治療と化学療法の有用性については現在まで両者に明らかな有意差は示されていない。しかし,再発中リスク症例の一部あるいは進行・再発症例においては放射線治療よりも化学療法の有用性が示されていること,最近のメタアナリシスの結果,術後補助療法として放射線治療単独に比べて化学療法単独あるいは放射線治療と化学療法併用の有用性が示されていることから,補助療法として化学療法の選択肢を含めるのが妥当と考えられる。

CQ 16
根治的放射線治療の適応は？

> **推奨**
> 高齢や合併症などにより手術が望ましくない症例や，切除不能な進行癌に対し放射線治療が考慮される(グレード C1)。

● 解説 ●

　子宮体癌では手術療法が治療法の第一選択である。2009年の日本産科婦人科学会婦人科腫瘍委員会報告では，Ⅰ・Ⅱ期の97％，Ⅲ・Ⅳ期でも75％に対し手術が行われていた。子宮体癌は放射線感受性が低いと考えられる腺癌が大部分を占めることや，良好な腔内照射の線量分布が得がたいことから根治的放射線治療が行われることは少なかった。根治的放射線治療の適応は高齢や合併症のため手術が望ましくない場合や，切除不能な進行癌である。

　術前にⅠ・Ⅱ・Ⅲ期と判断された症例の後方視的研究によれば，海外では根治的放射線治療による5年生存率はそれぞれ52～80％，35～74％，0～37％であり，本邦ではそれぞれ75～100％，31～100％，0～45％である。治療成績は一般に手術成績を下回るが，手術例とは症例の背景と病期の決定法が異なるため，一律に手術成績と比較することは難しい。

　根治的放射線治療では全骨盤照射と腔内照射の組み合

初回治療（特殊組織型を含む）

わせが適用されることが多いが，子宮頸癌の治療における標準治療法のような指針は未だ確立していない。MRI，CTなどの画像検査で，臨床的に腫瘍が子宮内膜に限局する症例では腔内照射単独の適応と考えられるが，画像検査による判定が困難な場合があるため腔内照射単独症例は限られる。子宮筋層の浸潤が1/2をこえる症例や，子宮外への浸潤が疑われる症例，骨盤リンパ節転移が疑われる症例では全骨盤照射を併用する必要があると考えられる。進行癌で腫瘍の局所制御を目標にする場合には，全骨盤照射と腔内照射の併用を原則とする。

腔内照射では，子宮底部の線量分布を広げ，子宮体部の輪郭に合わせた線量分布を作成することが重要である。欧米では子宮腔内に小型の線源を多数充填する照射法（パッキング法）で良好な線量分布が得られているが，日本人女性では子宮が小さいため子宮腔内に複数本のタンデムを挿入する方法が本邦では一般的である。近年では，改良したパッキングやアプリケータを用いて3次元小線源治療計画を施行し，良好な線量分布と良好な局所制御率（100％，94％），Grade 2以下の晩期有害事象が得られている。また，本邦からはⅠ・Ⅱ期の比較的小さな腫瘍に対して，タンデム1本のみを挿入し，CTベースの3次元治療計画で，良好な成績が報告されている。

根治照射法についての代表的な治療スケジュールや手技は，放射線治療計画ガイドラインに紹介されている。

子宮体がん治療ガイドライン 2013 年版

CQ 17

術後化学療法を行う適応と推奨される薬剤は？

> **推奨**
> ①高リスク群に対しアドリアマイシン（ドキソルビシン塩酸塩）とシスプラチンの併用療法（AP 療法）が奨められる（グレード B）。
> ②TC 療法等のタキサン製剤とプラチナ製剤併用療法も考慮される（グレード C1）。
> ③中リスク群に対し術後化学療法が考慮される（グレード C1）。
> ④低リスク群に対する術後化学療法は奨められない（グレード D）。

● 解 説 ●

　術後化学療法の適応については，再発リスクをまず高・中・低リスク群に分けて考えるが，高リスク群においては適応が明瞭に示されている。

　進行・再発子宮体癌に対して単剤での奏効率が 20％をこえると報告されている抗がん剤は，シスプラチン，カルボプラチン，アドリアマイシン（ドキソルビシン塩酸塩），エピルビシン，パクリタキセル，ドセタキセル，フルオロウラシルなどである（CQ29 参照）。

　GOG122 は，2 cm 以上の残存腫瘍を有しないⅢ・Ⅳ期（FIGO1988 分類）の進行子宮体癌を対象にした術後全腹部照射群と AP 療法（アドリアマイシン 60 mg/m^2

術後治療(特殊組織型を含む)

＋シスプラチン 50 mg/m^2)とのRCTで，AP療法の予後改善効果が示された。

　GOG184は，進行子宮体癌の放射線照射後の追加治療として行うAP療法6サイクルと，AP療法＋パクリタキセル併用(TAP)療法6サイクルの効果を比較検討したが，TAP療法は無再発生存期間を延長することができず，神経障害を含む毒性が有意に増加した。

　これらのGOGの試験からは，術後化学療法としての標準治療はAP療法6サイクルであると考えられる。

　中リスク群を含んだ症例を対象にしたRCTはこれまでに4つ行われている。その中でJGOG2033は本邦で実施されたRCTである。中・高リスク群(Ⅰc〜Ⅲc期〔FIGO1988分類〕で筋層浸潤1/2以上)を対象(385例)に，術後全骨盤照射を標準治療としてCAP療法とランダム化比較した。5年生存率は全骨盤照射群(186例)で86％，CAP療法群(188例)で87％と有意差はなかった。NSGO/EORTCグループが発表したNSGO-EC-9501は，Ⅰ〜Ⅲc期(FIGO1988分類)を対象に全骨盤照射単独群 vs. 全骨盤照射＋化学療法群に割り付け，化学療法はAP療法，TC療法，TAP療法，TEP療法(パクリタキセル＋エピルビシン＋シスプラチン)などが行われた。PFSは，全骨盤照射＋化学療法群が優っていた(ハザード比 0.64, p=0.04)。

　進行・再発子宮体癌に対するTC療法の奏効率は60〜87％と報告されており，その有効性，かつ安全性から実地臨床での使用は許容されるものと判断される。

CQ 18

術後の補助療法としてホルモン療法は有用か？

> **推奨**
> 術後補助療法としての黄体ホルモン療法は奨められない(グレード D)。

● 解説 ●

　術後ホルモン療法として，MPA やタモキシフェンなどが 1970 年代より試みられてきた。MPA を使用した 956 例での成績では，MPA 使用群とプラセボ群の生存率の間に差はなかった。英国やノルウェーからの報告では，黄体ホルモン療法は生存率の改善効果に乏しかった。さらに，1990 年代のイタリアでの検討で生存率改善の効果はなかった。また，オーストラリアなどでの 1,000 例をこす症例での術後 MPA 補助療法の検討でも予後改善効果は乏しかった。2000 年代に入って行われた MPA とタモキシフェンの比較では，補助ホルモン療法の効果は乏しいがタモキシフェンは合併症を有する症例には有用である可能性が報告された。

　以上の報告をまとめたものとして，2011 年の Cochrane Library において，子宮体癌における術後再発予防に黄体ホルモン剤投与が有効か否かの評価がなされた。子宮体癌の術後に黄体ホルモン剤の投与をランダム化して行われた 7 臨床試験に含まれた 4,556 例(3 試験は進行期Ⅰ期のみ，4 試験は進行癌も含む)を対象に，

術後治療(特殊組織型を含む)

生存率,死亡原因,再発を評価した。生存率は,6試験において術後黄体ホルモン療法で改善されなかった。子宮体癌による再発は,Ⅰ～Ⅲ期を含む1試験において黄体ホルモン療法で減少傾向はあるものの,子宮体癌による死亡や子宮体癌に関連しない心血管障害等による死亡に差を認めなかった。

子宮体がん治療ガイドライン 2013 年版

CQ 19

術後の放射線治療の適応は？

推奨

①全骨盤照射は，再発のリスク因子を有する場合には考慮される(グレード C1)。
②腔内照射は，腟再発率を下げる目的で考慮される(グレード C1)。

● 解説 ●

子宮体癌に対する術式の異なる欧米において確立した術後放射線治療に関するエビデンスを，本邦の臨床に適応することはできない点に留意する必要がある。

子宮体癌の筋層浸潤が 1/2 未満で G1，G2 の低リスク群では，再発率が低く，術後全骨盤照射は必要ない。

再発のリスクがより高い群では，全骨盤照射によって骨盤内再発率が低下するが，OS の延長は証明されていない。術後に腔内照射を施行された症例を対象に全骨盤照射の有用性が RCT で検討され，術前に I 期と考えられた子宮体癌に対する全骨盤照射が，骨盤内再発を有意に減少させることが示された。PORTEC-1 は，リンパ節検索を実施していない子宮体癌症例に対する術後全骨盤照射の有用性について検討した大規模 RCT で，主な対象は中リスク群であった。全骨盤照射群と非照射群の 5 年骨盤内再発率は 4％，14％と照射群で有意に良好であったが，全生存率に差は認められなかった。GOG

術後治療(特殊組織型を含む)

では,子宮全摘出術と両側付属器摘出術に骨盤および傍大動脈リンパ節郭清(生検)を施行したⅠb～Ⅰc,Ⅱa～Ⅱb期(FIGO1988分類)を対象に,全骨盤照射群と非照射群のRCTを行った(GOG99)。GOG99では術後放射線治療の再発予防効果は高～中リスク群でより顕著であり,術後放射線治療は高～中リスク群に限って施行されるべきであると結論付けた。

術後再発のうち,骨盤内における好発部位の一つは腟である。リンパ節など他の骨盤内再発や遠隔転移のリスクの少ない症例では,術後に腟内照射を施行することで骨盤内再発率の低下が期待される。PORTEC-1の結果をもとに,高～中リスク群を対象に術後の腟内照射と全骨盤照射とを比較するPORTEC-2のRCTが行われた。両群で5年腟再発率(1.8% vs. 1.6%),骨盤内再発率(5.1% vs. 2.1%),全生存率(85% vs. 80%)ともに有意な差は認められず,術後の腟内照射によって,全骨盤照射を施行した場合と同等の制御率が得られることが示された。GOGでは,Ⅰ・Ⅱ期の高～中リスク群に対して,術後の腟内照射に補助化学療法を加えた治療法を術後の全骨盤照射と比較する臨床試験(GOG249)を施行中である。

術後補助療法として,放射線治療と化学療法とのRCT結果が報告されている。JGOGによる,Ⅰc～Ⅲc期(FIGO1988分類)の筋層浸潤が1/2をこえる症例を対象とした全骨盤照射と化学療法(CAP療法)とのRCT(JGOG2033)では,5年無再発生存率,5年全生存率とも差が認められなかった。

子宮体がん治療ガイドライン 2013年版

CQ 20

術後の傍大動脈リンパ節領域への照射，全腹部照射の適応は？

> **推奨**
> ①術後の傍大動脈リンパ節領域への照射は，進行癌では考慮される(グレード C1)。
> ②術後の全腹部照射は，特殊組織型の症例では用いられることがあるが，国内での日常診療では一般的ではない(グレード C2)。

● 解説 ●

本邦では，手術時に骨盤あるいは傍大動脈リンパ節転移の検索を行うため，術後に傍大動脈リンパ節領域まで照射することは少ない。また，全腹部照射を積極的に行うことは稀である。

骨盤および傍大動脈リンパ節郭清(生検)を行った術前にⅠ・Ⅱ期と考えられた895症例中，傍大動脈リンパ節転移陽性例はわずか48例(5%)であった。このうちの47例(98%)は骨盤リンパ節転移陽性，筋層浸潤が外側1/3に及ぶ，付属器あるいは腹腔内転移陽性などの因子を持つものであった。逆に上記予後不良因子がある場合には，5%前後で傍大動脈リンパ節転移が陽性である。したがって，これらの症例では傍大動脈リンパ節領域に潜在的な病変がある可能性が高く，骨盤および傍大動脈リンパ節領域への照射がこれらの領域の制御に有

術後治療(特殊組織型を含む)

用である可能性がある。NCCN ガイドライン 2012 年版では,傍大動脈リンパ節領域への照射を tumor-directed な外部照射と位置付け,完全手術ステージングにより Ⅲ 期と診断された症例における術後補助療法の選択肢に挙げている。しかし,傍大動脈リンパ節領域への照射についての報告は,症例の少ない後方視的研究のみである。傍大動脈リンパ節領域まで照射しても,遠隔転移など照射野外に再発することが多く,傍大動脈リンパ節領域への照射がどのような症例に有用であるかは不明である。

　病変が子宮外に及ぶ Ⅲ 期症例や漿液性腺癌,明細胞腺癌など悪性度が高いとされる組織型の場合には,20〜30％程度の症例で腹腔内や遠隔転移など骨盤外に再発がみられるとされる。したがって,補助療法として全骨盤照射では不十分である。これらの症例の再発が腹腔内に最も多いことから,全腹部照射の有用性を提唱している。しかし,全腹部照射の後方視的報告によると,照射にもかかわらず多くの症例で腹腔内に再発を生じている。また,これらの予後不良群では,腹部まで照射を行っても,さらに照射野外に再発する症例が多い。一般に病変が子宮外に及ぶ症例では,30〜50％が全身的な再発であるとされる。したがって,広範囲に及ぶ放射線治療が生存に寄与するかどうかは不明である。全腹部照射では,腎臓や消化管などへの毒性を考慮して総線量が制限される。Ⅲ・Ⅳ 期(FIGO1988 分類)症例に対しては化学療法の有用性が示されている。

子宮体がん治療ガイドライン 2013 年版

CQ 21
治療後の経過観察の間隔は？

推奨
治療後の経過観察の間隔は
　1～3 年目：1～3 カ月ごと
　4～5 年目：6 カ月ごと
　6 年目以降：1 年ごと
を目安とする(グレード C1)。

● 解説 ●

　欧米では，1980 年代後半から 90 年代前半に，再発例の 75％以上が 3 年以内であるという報告が蓄積されており，1990 年代までは，欧米において，経過観察の間隔を延ばすことを推奨する論文が複数ある。例えば，子宮体癌治療後の 317 例を対象に，1 年目は 3 カ月ごと，2 年目は 4 カ月ごと，その後は 6 カ月ごとに，内診，腟断端細胞診，胸部 X 線検査(2 年に 1 回の撮影)の標準的経過観察を行った報告では，標準的経過観察で再発診断した症例は 11 例(21％)，有症状患者が来院し再発診断された症例は 40 例(75％)であり，また，再発後の生存率は，標準的経過観察を行った症例と，有症状患者が受診して再発と診断された群では有意差はなく，標準的経過観察は再発の早期診断や生存率の向上に寄与しないと結論付けている。同様に，102 例を対象に，再発までの期間，再発から死亡までの期間の検討を

治療後の経過観察

行い,標準的経過観察により無症状で再発と診断された群と有症状患者が来院し再発と診断された群とでは,再発までの期間と予後において有意差は認められず,標準的経過観察は臨床的に有用でなかったとする報告がある。

一方,経過観察が有用であるとの報告もある。本邦271症例の検討では,1年以内は1カ月に1回,2年以内は4～6カ月ごと,3年以内は6カ月ごと,4～5年経過した症例を1年に1回の経過観察で検討したところ,1年以内の再発が41%,2年以内の再発が93%,3年以内には全例が再発し,無症状再発で術後化学療法を施行した症例の方が,有意差はないものの,生存期間は長い傾向があったと報告されている。

国外のガイドラインをみると,NCCNガイドライン2012年版では2年以内は3～6カ月の経過観察を奨めており,検査内容として腟断端細胞診,胸部X線検査を挙げている。ACOGでは2～3年以内は3～4カ月ごとの経過観察を推奨しており,ESMOガイドライン2011年版では治療後3年以内は3～4カ月ごと,4～5年は6カ月ごとの内診を推奨している。

ただし,いずれも経過観察期間についてのエビデンスは明らかになっていない中での基準であり,再発の危険度は主に進行期,組織型,手術の完遂度により異なるため,症例によって再発リスクを考慮した上で患者個々の経過観察計画を考慮すべきである。しかし,あえて標準的に経過観察間隔を推奨するならば,低リスクの症例が1年以内に再発することもよく経験される現状を考えると,治療直後の経過観察の間隔は比較的短期間が望ましい。また,5年以上の経過観察も推奨される。

子宮体がん治療ガイドライン 2013 年版

CQ 22

治療後の経過観察に内診や腟断端細胞診を行うべきか？

推奨

①骨盤内再発の診断のために内診を施行する（グレード A）。
②腟断端再発の診断のために細胞診が考慮される（グレード C1）。

● 解 説 ●

　CQ21 でも述べられているように，再発の多くは初回治療から 3 年以内に発見され，定期的な受診による再発診断率よりも患者が自覚症状のため受診して再発と診断された率の方が高いとする報告が多い。しかし，再発部位は 30～65％ が骨盤内であるため，双合診・直腸診による通常の婦人科的診察で再発を診断できる症例は多い。また，再発治療後の予後が良いとされる腟断端の単独再発は G1 症例では少ないとの報告もあるが，無症状例で腟断端細胞診のみで再発が発見されることもある。

　腟断端の細胞診に関しては，NCCN ガイドライン 2012 年版では，2 年間は 3～6 カ月ごと，その後は 1 年ごとの検査を推奨している。しかし，自覚症状のない再発が細胞診だけで診断された症例が少ないこと，また医療経済的な側面からも，欧米では標準的な経過観察時の検査としては否定的な意見も多い。

治療後の経過観察

CQ 23

治療後の経過観察に血清腫瘍マーカーの測定を行うべきか？

> **推奨**
> 血清腫瘍マーカーとしてCA125やCA19-9の測定が考慮される(グレードC1)。

● 解説 ●

　子宮体癌における血清CA125の陽性率は腫瘍の子宮外進展や脈管侵襲により上昇する傾向があると報告されている。治療後の経過観察においては主に腹腔内再発時にはその画像検査，細胞診，組織診などによる再発確認診断に数カ月先行して上昇し，治療後の再発・転移の早期発見に腫瘍マーカーが有用であるとの報告がある。またCA125とCA19-9を組み合わせることで診断率が上昇するという報告もある。

　しかし，無症候性再発症例でCA125値の上昇によって再発が発見されても遠隔転移や腹腔内再発の場合に多く，既存の治療法では再発治療後の生存の改善には結び付かないとする報告が多く，医療経済的側面からも症例を選んで行うべきとする文献が多い。

子宮体がん治療ガイドライン 2013年版

CQ 24

治療後の経過観察に画像検査は施行すべきか？

推奨

①再発の早期発見には年に1回の胸部X線検査が考慮される(グレードC1)。
②再発が疑われた場合の病巣の検索にはMRIやCTなどの画像検査が奨められる(グレードB)。

● 解説 ●

　子宮体癌の骨盤外再発は50〜70％を占める。そのうち遠隔転移部位として肺転移は5〜23％と高頻度である。よって，胸部X線検査は再発のスクリーニングとして有用であると考えられる。NCCNガイドライン2012年版でも年に1回の胸部X線検査が推奨されている。しかし，無症候性再発患者のうち胸部X線検査でスクリーニングされた頻度は0〜55％で，標準的な検査として採用すべきか否かの結論は報告により様々である。

　経過観察中の諸検査によって無症状で再発が発見される例はごく少数で，大多数の再発は有症状であり，CT，MRI，PET，Gaシンチグラフィー，骨シンチグラフィーなどの画像検査はその検索に用いられるということが欧米では一般的である。さらに，無症状と有症状での再発患者の予後に有意差はないというデータも画像検査がルーチン化されない一因となっている。一方，CT

治療後の経過観察

は短時間に比較的広い範囲の撮影が可能であるため,腹腔内,骨盤・傍大動脈リンパ節をはじめとする転移巣の検出,再発の有無を検索するには有用である。また,PET/CTも再発が疑われた場合には有用な検査方法である。画像検査を定期的に行っている本邦から標準的経過観察によって発見された無症状再発は,有症状再発に比べ再発後の予後が良好であったことが報告された。しかし,CTで再発が発見されても予後は改善されないという報告もある。

子宮体がん治療ガイドライン 2013 年版

CQ 25
治療後のホルモン補充療法(HRT)は推奨されるか？

> **推奨**
>
> 治療後の HRT は，そのメリット・デメリットを十分に説明した上で慎重に考慮する(グレード C1)。

● 解説 ●

　子宮体癌手術では若年者であっても卵巣温存には慎重な対応が望まれている。一方，surgical menopause による更年期障害や精神的障害は自然閉経よりも程度が重いことが知られており，治療後の更年期症状への対応は QOL の維持・改善に重要である。

　治療後の不定愁訴には HRT が治療の選択肢の一つとなる。Ⅰ・Ⅱ期(FIGO1988 分類)の術後におけるエストロゲン単独療法(ET)の安全性を検討した RCT では，ET 群の 618 例中再発は 14 例(2.3％)，対照群では 618 例中再発は 12 例(1.9％)であり ET は少なくとも再発率を増加させないことが確認された。その他の報告でも，術後の ET 施行群と未施行群では再発のリスクには有意差は認められていない。フランスにおける 2011 年の子宮体癌治療に関するガイドラインでは，治療後 50 歳未満の女性には ET は禁忌ではなく，術後の卵巣欠落症状の治療となり得ること，50 歳以上では一般健常人における適応と禁忌に従うことと記載されている。

治療後の経過観察

 また,子宮体癌治療後にエストロゲンと黄体ホルモンの併用療法(EPT)施行群と未施行群を比べた報告では,EPT 施行群で再発イベントが有意に少ないか,差がなかった。

 治療後の HRT は再発の危険性を高めないと考えられるが,これまでの報告ではⅣ期症例についての検討がないことや治療後の原病の状況についての詳細は明らかではないものもあることなどには留意すべきであり,その詳細についてはさらなる検討が必要である。施行にあたっては,メリットとデメリットについて十分な説明を行い同意を得ることが重要である(HRT の施行に際しては,HRT ガイドラインを参照)。

子宮体がん治療ガイドライン 2013 年版

CQ 26
術前にⅢ・Ⅳ期と考えられる症例に対する手術療法の適応は？

推奨
子宮摘出術と可及的腫瘍減量術が可能であれば，手術療法を考慮する(グレードC1)。

● 解説 ●

　Ⅲ・Ⅳ期(FIGO1988分類)の症例，とりわけⅣ期症例の予後は依然として不良である。これは術後の残存病巣に対する放射線治療，化学療法，ホルモン療法の奏効率が低いことに起因する。

　子宮外進展を伴う進行癌の中で，子宮外病変は腹腔細胞診が陽性(37〜59％)となる他に，リンパ節(39〜62％)や卵巣(15％)などにみられる。Ⅲ期(FIGO1988分類)全体の5年無病生存率は64〜67％である。腹腔細胞診陽性，付属器転移単独のⅢa期の5年無病生存率は75〜86％と良好で，手術療法の有用性が認められる。しかしながら，漿膜浸潤を伴った症例は予後不良との報告がある。Ⅲb期では，症例数が少ないために，まとまった報告はないが，切除可能であれば手術を行うことが望ましい。リンパ節転移や子宮傍結合織浸潤を伴うⅢc期の5年無病生存率は34〜70％，全生存率は56〜65％で，重要な独立予後因子は，筋層浸潤1/2以上，非類内膜腺癌，骨盤リンパ節転移部位の数と術後

進行・再発癌の治療

化学療法の有無が指摘されている。肉眼的に転移と判断されるリンパ節の摘出は，術後化学療法とともにⅢc期の生存率の改善に寄与する。骨盤腹膜播種巣の切除によって，肉眼的残存病巣をなくすことができた症例の生存期間が有意に延長する。

　膀胱，直腸粘膜浸潤のあるⅣA期の治療成績の詳細な報告はない。NCCNガイドライン2012年版では，腟，膀胱，直腸，あるいは子宮傍結合織浸潤がみられる子宮外進展の場合には放射線治療が選択され，症例によって化学療法や手術療法の併用が推奨されている。子宮外進展を伴う症例において，臨床的に明らかな子宮傍結合織浸潤が骨盤壁まで認められ子宮摘出が困難な症例を除き，子宮摘出術と可及的な腫瘍減量術が可能であれば，予後改善のために手術療法を施行することが望ましい。

　子宮体癌Ⅳ期に対する腫瘍減量術が予後を改善することを証明したRCTはなく，従来の文献を検討すると，腫瘍減量を図ることにより有意に予後が改善したという報告が多い。その中で，手術により残存腫瘍を少なくoptimalにできたものが予後良好とされている。Optimalの定義は，完全切除から，残存腫瘍径1cm以下あるいは2cm以下と様々である。いずれの報告も後方視的研究の結果であり，大半の症例で術後化学療法あるいは術後放射線治療が併用され，手術のみの有用性については不明である。

　子宮体部漿液性腺癌を対象とした報告では，残存腫瘍径1cm未満のoptimal症例ではsuboptimal症例に比べ予後良好であり，これらの大半の症例で術後化学療法が施行されている。

子宮体がん治療ガイドライン 2013 年版

CQ 27

進行癌に対して術前の化学療法や放射線治療を行うか？

推奨

① 術前の化学療法は，腹膜播種を伴うような症例では考慮される(グレード C1)。
② 術前の放射線治療は，子宮頸部が腫大した頸部浸潤症例に用いられることがあるが，国内での日常診療では一般的ではない(グレード C2)。

● 解説 ●

 進行子宮体癌に対する術前の化学療法と放射線治療の有用性を検討したデータは，症例報告とケースシリーズのみであり，その有用性を示すだけのエビデンスはほとんどない。ただし，腹腔鏡で確認した腹腔内播種のIV期(FIGO1988 分類) 30 例(90％が漿液性腺癌)に対して 3～4 コースの化学療法(83％が TC 療法)を施行後，腫瘍摘出術を行った結果，24 例(80％)は残存腫瘍 1 cm 以下(22 例は残存腫瘍なし)であったとする報告がある。この報告では，腹腔内播種のIV期症例に対して，術前化学療法によって高い optimal rate を得ることが可能であったと結論付けている。

 子宮頸部浸潤によって頸部の腫大が明らかな場合に術前放射線治療が有用との報告はある。NCCN ガイドライン 2012 年版には，子宮頸部浸潤が疑われ，生検ま

進行・再発癌の治療

たは MRI で浸潤が明らかになり手術可能と判断された場合のオプションとして術前腔内照射が提示されている。しかし，本邦では一般に術前の放射線治療は行われていない。

子宮体がん治療ガイドライン 2013 年版

CQ 28
再発癌に対する手術療法の適応は？

推奨

①他に転移を認めない骨盤内再発症例に対しては，手術療法も考慮される(グレード C1)。
②腫瘍径が小さい症例，転移数が少数の肺転移巣を認める症例に対して，手術療法も考慮される(グレード C1)。

● 解 説 ●

　子宮体癌の再発部位としては，腟を含めた骨盤内のみならず，癌性腹膜炎を伴った腹腔内，肺，肝，リンパ節（傍大動脈リンパ節，左鎖骨上窩リンパ節）などの遠隔部位の再発も多い。また，多くは多発性であることから，手術療法の適応となる場合は少ない。

　子宮体癌の再発部位は，腟，腟以外の骨盤内局所再発や遠隔再発が多い。転移巣が単発の場合，例えば骨盤内のみの場合は骨盤除臓術により良好な予後が得られるとの報告がある。また，肺転移に関しては，単発であればその切除は予後に貢献すると報告されている。しかし，骨盤除臓術は非常に侵襲の大きな手術であり，腸管，尿路系の瘻孔形成，感染症，深部静脈血栓症などの周術期の重篤な合併症のリスクがある。術後放射線治療を施行した範囲内の再発巣ではもちろんのこと，一般的に化学療法施行後の再発腫瘍は化学療法に抵抗性があることを

進行・再発癌の治療

考えた場合,再発巣の完全切除が可能な症例に限り骨盤除臓術が有効な治療法となる。当然,手術手技を十分に習得した婦人科腫瘍専門医が常勤し,集中治療室での管理を含めた術後管理が可能で,他科との連携が万全な施設であることが必要である。

再発癌に対する手術では,術後に腫瘍の残存がないことが予後改善のための条件となることから症例の選択が重要である。例えば肺転移に関しては,片側肺でかつ再発病巣が5個以内の症例や,腫瘍径4cm未満の単発肺転移例では肺の部分切除が有用であるとする報告がみられる。また肺の転移数が3個以下,腫瘍径が3cm未満の症例で肺の部分切除を行った結果,無病期間が12カ月以上で予後が良いとする報告もある。以上のことから,肺転移の症例について手術の適応を考える場合には,それぞれの症例においての十分な検討が必要である。

子宮体がん治療ガイドライン 2013 年版

CQ 29

不完全摘出の進行癌,再発癌に対して化学療法を行うか?

推奨

①化学療法が奨められる(グレード B)。
②進行癌には,TC 療法,AP 療法,TAP 療法のいずれかが考慮される(グレード C1)。
③再発癌には,患者の状況および初回治療で用いられた薬剤を勘案して,TC 療法,AP 療法あるいは単剤療法が考慮される(グレード C1)。

● 解説 ●

　進行癌・再発癌に単剤で有効性が確認されている薬剤は,シスプラチン,カルボプラチンなどのプラチナ製剤,アドリアマイシン(ドキソルビシン塩酸塩),エピルビシンなどのアンスラサイクリン系薬剤,そしてパクリタキセル,ドセタキセルなどのタキサン製剤である。

　GOG107 では,進行・再発子宮体癌に対するアドリアマイシン 60 mg/m^2/3 週と同量のアドリアマイシン＋シスプラチン 50 mg/m^2/3 週併用療法(AP 療法)が比較され,奏効率,PFS で AP 療法が有意に高かった。EORTC 試験も同様の結果で,AP 療法が標準治療となった。

　GOG177 では,AP 療法と TAP 療法(パクリタキセル 160 mg/m^2/3 週＋アドリアマイシン 45 mg/m^2/3

進行・再発癌の治療

週＋シスプラチン 50 mg/m^2/3 週＋G-CSF 製剤予防投与)が比較され，奏効率，PFS および OS で TAP 療法の有効性が示されたが，末梢神経障害などの毒性は TAP 療法で高率に発生したため，AP 療法も標準治療として存続した。

TC 療法は明確なエビデンスがなく実施されてきた。GOG209 では，TC 療法(パクリタキセル 175 mg/m^2/3 週＋カルボプラチン AUC＝6/3 週)の TAP 療法(パクリタキセル 160 mg/m^2/3 週＋アドリアマイシン 45 mg/m^2/3 週＋シスプラチン 50 mg/m^2/3 週＋G-CSF 製剤予防投与)に対する非劣性(マージン：HR＝1.2)試験で，TC 療法の TAP 療法に対する非劣性が確認され，TC 療法が標準治療となった。

AP 療法と TC 療法との比較データはなく，おのおのの位置付けが不明確であった。本邦の JGOG2041 第Ⅱ相試験で，進行・再発子宮体癌に対する DP 療法(ドセタキセル 70 mg/m^2＋シスプラチン 60 mg/m^2)，DC 療法(ドセタキセル 60 mg/m^2＋カルボプラチン AUC＝6)，TC 療法(パクリタキセル 180 mg/m^2＋カルボプラチン AUC＝6)が比較され，奏効率，毒性とも各アーム間で有意差を認めなかった。この結果から JGOG2043 第Ⅲ相試験(AP 療法 vs. DP 療法 vs. TC 療法)が行われ，現在解析が進められている。

子宮体がん治療ガイドライン 2013 年版

CQ 30

再発癌・切除不能進行癌に対して放射線治療を行うか？

> **推奨**
>
> ①腟断端再発例に対して放射線治療が奨められる(グレード B)。
>
> ②再発癌・切除不能進行癌・転移癌に対し，症状緩和を目的として考慮される(グレード C1)。

● 解説 ●

　術後腟断端再発に対する放射線治療症例の遡及解析で，5 年骨盤内制御率は約 40〜80%，5 年生存率は約 30〜50%と報告されている。術後の腟断端再発は，適切な治療により二次的な治癒が期待される。他部位に病変を有さない術後腟断端再発例に対しては，根治的意図を持った治療方針で臨むべきと考えられる。

　通常，外部照射および腔内照射の単独あるいは併用にて治療される。局所制御にかかわる因子として，再発病期，腫瘍の大きさ，部位，再発までの期間などの腫瘍因子の他，線量や放射線治療方法などの治療因子が取り上げられている。腟再発例の比較的多数(91 例)についての解析では，80 Gy 以上照射例と腔内照射併用例が有意に局所制御良好であったと報告している。一方，全生存に対し組織学的分化度が重要な因子であることが多くの報告で指摘されており，G3 の症例については化学療

進行・再発癌の治療

法の併用も考慮すべきかもしれない。

　再発腫瘍径が大きい場合（特に厚みが大きい場合）には組織内照射も選択肢の一つである。少数例ではあるが良好な局所制御率が報告されている。近年は，CTやMRIを用いた画像誘導小線源治療も積極的に取り入れられている。また，局所再発癌に対する定位放射線治療に関する報告が散見される。有望な局所制御の反面，腸管腟瘻等の重篤な合併症も報告されており，適用にあたっては十分な検討が必要である。

　切除不能の局所進行子宮体癌のまとまった放射線治療の結果に関する報告はないが，腫瘍制御を目標にする場合には，外部照射と腔内照射の併用を原則とする（CQ16参照）。代表的な治療スケジュールは放射線治療計画ガイドラインに紹介されている。出血・疼痛などの症状緩和を目的とする場合には，患者の予後等に配慮し，患者の身体的・経済的負担のより少ない方法を考慮する。腫瘍制御を意図する場合よりも低い総線量を，限局した照射範囲で，1回あたりの線量を高く，少ない回数で照射するのが推奨される。総線量30 Gy/10回/2週が一般的である。

　骨転移に対する放射線治療では，約80〜90％で疼痛の緩和が得られ，融解性骨転移部位の65〜85％に骨形成が認められる。総線量30 Gy/10回/2週が一般的であるが，1回8 Gyの単回照射，20 Gy/5回/1週，40 Gy/20回/4週など多くのスケジュールがある。患者の予後や全身状態など，種々の背景を勘案し症例ごとに検討する。

子宮体がん治療ガイドライン 2013 年版

CQ 31

進行癌・再発癌に対してホルモン療法を行うか？

推奨

黄体ホルモン療法は，類内膜腺癌 G1 あるいはプロゲステロン受容体陽性の進行癌・再発癌に対し考慮される（グレード C1）。

● 解説 ●

　エストロゲンによる長期で過剰な刺激が子宮体癌の発生や発育に密接に関連していると考えられていることから，黄体ホルモン療法が古くから行われていた。しかし，その有用性に関しては多くの疑問が投げかけられている。そこで，ホルモン療法の適応や効果などについて最近の報告を交えて検討する。

　エストロゲン受容体・プロゲステロン受容体陽性の症例が黄体ホルモン療法に最もよく反応する。黄体ホルモン療法を受けた 115 例の進行子宮体癌のうち，腫瘍のプロゲステロン受容体が陽性であった場合の奏効率は 75％(42/56) であり，プロゲステロン受容体陰性であった場合の奏効率はわずかに 7％(4/59) であった。一方，標準的黄体ホルモン療法に反応しない子宮体癌症例の 20％がタモキシフェンに反応することが示されている。また，タモキシフェンと黄体ホルモン剤の併用療法も試みられており，GOG の報告では 30％前後の奏効率が得られている。しかし，Grade 3 や Grade 4 の

進行・再発癌の治療

血栓塞栓症を発症した症例もみられており注意が必要である。

アロマターゼ阻害薬(アナストロゾール, arzoxifene)を用いた有用性の検討も行われ，プロゲステロンやタモキシフェンの代わりに使用し得る可能性はあるが，今後の検討が必要である。

GOG は，進行・再発子宮体癌での MPA の有効用量の検討を行い，経口 MPA は子宮体癌に有効で，高分化型，プロゲステロン受容体陽性症例に奏効率が高く，また 1,000 mg 投与が 200 mg 投与に比べて高い有効性は示さなかったことから，MPA 200 mg 投与が妥当であると報告した。

進行・再発子宮体癌に対する CAP 療法あるいは AP 療法に，各種ホルモン剤を追加投与する試みも行われたが，十分な奏効率は得られず，各種ホルモン剤の追加投与の有用性についてのエビデンスは乏しい。今後，化学療法とホルモン療法を組み合わせた治療のさらなる検討が必要である。

子宮体がん治療ガイドライン 2013 年版

CQ 32

子宮内膜異型増殖症で妊孕性温存を希望する場合，黄体ホルモン療法は推奨されるか？

> **推奨**
>
> 子宮内膜異型増殖症において黄体ホルモン療法は考慮される(グレード C1)。

● 解説 ●

　子宮内膜異型増殖症では妊娠年齢の高齢化によって，妊孕性温存のための治療が求められることがある。子宮内膜異型増殖症に対して黄体ホルモン療法が有用であるとする報告が存在し，国内外の 45 研究のレビューによれば，奏効率 86％，CR 率 66％，再発率 14％であり，また，41％の症例では生児が得られている。ただし，あくまで子宮内膜癌との比較において良好な奏効率であり，一定の再発リスクが存在する。

　投与薬剤の種類や用量に関しては，高用量 MPA 600 mg/ 日投与の報告が大半を占めている。病理組織学的診断後 MPA 投与の検討(全 18 例)では，効果が現れるまでの期間は平均 2 カ月(1～4 カ月)，治療終了後の再発例は 1 例であった。ただし，完全寛解し得なかった 40％には子宮摘出術時に子宮内膜癌が発見されている。

　本邦での多施設共同前方視的研究では，MPA(600 mg/ 日)により子宮内膜限局の類内膜腺癌(G1 相当)の 55％，子宮内膜異型増殖症では 82％で病変の消

妊孕性温存療法(子宮内膜異型増殖症・類内膜腺癌G1相当)

失が認められた。

　以上より，子宮内膜異型増殖症に対する黄体ホルモン療法は良好な奏効率を示しており，有用である可能性が高い。ただし，MPA投与のみならず投与中に施行される子宮内膜全面掻爬が奏効率に影響している可能性も考えられている。適応としては，妊孕性温存を強く希望する症例に限り，厳重なインフォームド・コンセントの下に行われる必要がある。

　子宮内膜異型増殖症から癌への進展率は20％前後とするものが多い。また，癌への進行までの期間は平均4年といわれる。癌に進行した症例についてみると，G1が91％，Ⅰ期が91％だが，Ⅳ期も1例認められている。筋層浸潤や転移が存在する可能性を排除するために，適宜MRIやCTによる検査も必要と考えられる。

　再発時期としては6〜36カ月，また，症例によっては5年以上経過してからの再発も存在することから，少なくとも1年以内の間隔で経過観察するのが望ましいと考えられている。

黄体ホルモン投与上の注意：黄体ホルモン療法を行う上でのリスクとしては，脳梗塞，心筋梗塞，肺塞栓症などの重篤な血栓症が起こることがあると警告されている。禁忌として，血栓症を起こすリスクの高い患者が挙げられている。

　手術後1週間以内の患者／脳梗塞，心筋梗塞，血栓静脈炎等の血栓性疾患，またはその既往歴のある患者／動脈硬化症の患者／心臓弁膜症，心房細動，心内膜炎，重篤な心不全等の心疾患のある患者／ホルモン剤(黄体ホルモン，卵胞ホルモン，副腎皮質ホルモン)を投与されている患者／重篤な肝障害のある患者

子宮体がん治療ガイドライン 2013 年版

CQ 33

類内膜腺癌(G1 相当)で妊孕性温存を希望する場合,黄体ホルモン療法は推奨されるか？

推奨

子宮内膜に限局していると考えられる類内膜腺癌(G1 相当)には黄体ホルモン療法が考慮される(グレード C1)。

● 解説 ●

　新進行期分類(日産婦 2011,FIGO2008)によれば,従来のⅠa期(癌が子宮内膜に限局するもの)と筋層浸潤が1/2 未満のものをⅠA期としている。この章では,妊孕性温存療法の適応を進行期(日産婦 1995 分類Ⅰa期)で記載せず,「子宮内膜に限局するもの」と表現する。

　黄体ホルモン療法にあたっては,子宮内膜全面搔爬にて類内膜腺癌(G1 相当)と組織学的に診断され,かつ筋層浸潤および子宮外転移(進展)がないことが基本となる。筋層浸潤に関する治療前診断では,MRI が CT や超音波断層法検査より有意に診断に有効であるとされている。また,子宮外転移(進展)に関しては,若年子宮体癌ではそれ以外の子宮体癌に比して有意に原発卵巣癌あるいは卵巣転移が多いとの報告があり,注意が必要である。

　高分化型類内膜腺癌に対して黄体ホルモン療法が有用であるとする報告はいくつかある。いずれも良好な奏効率を示しているが,少数例の報告や後方視的検討が多い。本邦の多施設前方視的研究によれば,次のような結

妊孕性温存療法(子宮内膜異型増殖症・類内膜腺癌 G1 相当)

果が報告されている。対象は 39 歳以下の妊孕性温存希望のある子宮体癌(類内膜腺癌〔G1 相当〕,Ia 期〔FIGO1988 分類〕推定)28 例・子宮内膜異型増殖症 17 例で,子宮内膜全面掻爬により診断確定後,26 週間 MPA 600 mg/日とアスピリン 81 mg/日を投与した。その間,8 週目と 16 週目に子宮内膜全面掻爬を行い治療効果を確認した。治療を完遂できた子宮内膜癌の 55%で CR が得られ,32%が PR であった。そして,CR 症例の 50%は治療開始後 8 週時に,92%が 16 週で CR に至っていた。なお,26 週時に PR であり,MPA 治療続行を希望した 3 例中 2 例は,3〜6 カ月の追加投与により CR に至っている。3 年の観察期間中に妊娠希望者 20 例中 11 例に 12 妊娠が成立し,7 例に生児が得られた。また,観察期間(中央値 48 カ月)における再発率は子宮内膜癌で 57%,子宮内膜異型増殖症で 38%であり,PFS の中央値は子宮体癌で 35 カ月,子宮内膜異型増殖症で 44 カ月であった。子宮内膜と腹膜・卵巣に同時発生したと考えられる 1 例が,初回 MPA 投与から 2 年 4 カ月後に原病死している。

2000 年以降の本邦の 9 報告を集計すると,MPA 治療により類内膜腺癌(G1 相当)の 71%(89/126 例)が CR に至っている。観察期間は異なるが,CR 例の 34%(25/73 例)が妊娠に至り,48%に再発が認められている。

このように,効果判定のため,治療中に繰り返して子宮内膜全面掻爬を行い,癌の消失の有無を確認する必要がある。また,効果が認められた場合でも,治療終了後には癌が再度出現してくることが多く,黄体ホルモン療法は治療経験が十分にある施設で行われるべきである。

子宮体がん治療ガイドライン 2013 年版

CQ 34
妊孕性温存療法後の経過観察の間隔と検査は？

推奨
黄体ホルモン療法後，3 カ月に一度の子宮内膜精査や経腟超音波断層法検査を行うことが考慮される（グレード C1）。

● 解説 ●

妊孕性温存療法後の再燃や再発例を多数例検討した報告はなく，推奨するに足るエビデンスはない。文献検索によって 133 症例を検討したレビューでは，黄体ホルモンによる治療期間は平均 6 カ月，黄体ホルモン療法奏効までの平均期間は 12 週とされている。これを基準として，治療開始後 12 週で子宮内膜組織検査（±子宮鏡検査）を行い，もし組織学的に異常があれば，さらに 12 週間黄体ホルモン療法を考慮し，平均治療期間である 6 カ月時点で治療を終了，再度内膜組織検査（±子宮鏡検査）による効果確認を推奨している。もし 6 カ月時点で組織学的に異常があれば通常の手術療法，組織学的に異常がなければ妊娠を許可するとしている。その後，妊娠成立まで，どのような間隔で子宮内膜組織診をするかの判断は困難で，明らかなコンセンサスはないが，3〜4 月経周期ごとの排卵前に子宮内膜組織検査を行うことを推奨している報告がある。

国内の MPA を用いた第 II 相試験では，MPA

妊孕性温存療法（子宮内膜異型増殖症・類内膜腺癌 G1 相当）

600 mg/ 日が 26 週間投与された。治療開始後 8 週，必要ならさらに 16 週で子宮内膜組織検査を行い，26 週終了時に子宮鏡検査と病理組織学的診断を行い，CR が得られたら MPA 投与を終了し，エストロゲン＋黄体ホルモン（EP）療法を 6 周期追加，妊娠希望があれば排卵誘発，なければ EP 療法を継続するプロトコールで行われた。この検討では，治療後 2 年間は 3 カ月ごとに子宮内膜生検を行い経過観察するとしている。

　子宮内膜のみならず，若年の子宮体癌症例では高率に卵巣癌を重複することが報告され，妊孕性温存療法後の腹膜癌発症例も報告されている。このことから，経腟超音波断層法検査の際は，子宮内膜肥厚の有無だけでなく，子宮と付属器の異常および腹水の有無などの観察も必要である。

CQ 35

妊孕性温存療法後の再発癌に推奨される治療法は？

推奨

①再発例・非消失例および進展例に対しては子宮全摘出術が奨められる(グレード B)。
②再発例に対する再度の黄体ホルモン療法の有効性は明らかではなく，日常診療での実践は奨められない(グレード C2)。

● 解説 ●

再発例に再度のホルモン療法を行うことに関する有効性はわかっていない。

妊孕性温存療法後の再発率は，文献のレビューでは，2004～2011 年の間に子宮内膜異型増殖症と子宮内膜限局の類内膜腺癌(G1 相当) 391 例を対象とした 45 研究では，子宮内膜異型増殖症で 23％，子宮内膜限局の類内膜腺癌(G1 相当)で 35％であった。

本邦で行われた多施設共同前方視的研究において，MPA を用いた国内第Ⅱ相試験のプロトコールでは，CR あるいは PR (病理組織学的に MPA に対して反応を認めるが，完全に消失していないもの)が得られず薬剤投与が中止された場合では，子宮全摘出術を行うことが定められているが，再発を起こした 14 例中 8 例に反復MPA 投与が行われ，6 例(75％)に病変消失を認めたと報告されている。しかし，その中の 1 例では，2 回目

妊孕性温存療法（子宮内膜異型増殖症・類内膜腺癌G1相当）

のMPA投与で病変が消失するも，わずか3カ月で大量の癌性腹水貯留を伴う腹膜癌が発症し，化学療法などにも反応せず死亡に至っている。

黄体ホルモン療法に奏効しなかった症例に新たに卵巣腫瘍が発生した，子宮外に浸潤した症例が8％認められた，3～6カ月の治療中に卵巣癌が発見された，などの報告もある。卵巣転移率は，Ⅰ期（FIGO1988分類）では5％程度だが，若年者では7～30％であり，重複癌もみられ，卵巣が腫大しない症例も存在する。妊孕性温存に固執すると外科的切除が遅れるとの報告もある。

再発後のMPAの反復投与に関しては，ある程度有効であるとする報告もあるが，安全性については未だ確認されていない。MPAを長期に投与する場合や再発時に再度投与することは，リスクもあるということに留意すべきであり，患者に十分説明し，理解を得る必要がある。

本来，子宮体癌に対しては子宮全摘出術が原則であり，妊孕性温存療法はオプションである。したがって，再発例・非消失例に対しても，あくまで子宮全摘出術が原則である。このため，黄体ホルモンが奏効し，妊娠・分娩が終了した後は再発徴候がなくとも計画的に子宮全摘出術を行うべきという意見もある。

CQ 36
妊孕性温存例に対して排卵誘発を行ってもよいか？

推奨
妊娠成立のために必要な排卵誘発は考慮される（グレードC1）。

● 解説 ●

　子宮体癌では，未経産，肥満などとともに，黄体ホルモンを併用しないエストロゲン投与がリスク因子であることがよく知られている。また，不妊症患者の多くでは，不妊症の薬物治療開始以前から，内因性のホルモン分泌異常が既に存在することにも注意する必要がある。不妊症患者，特に無排卵患者での子宮体癌発症のリスク増加を示す報告が多いが，十分なフォローアップ期間や，大規模な検討では有意な増加を認めなかった報告もある。

　不妊症患者に対して排卵誘発を行った場合の子宮体癌発症リスクに関する報告では，クロミフェンやhMG-hCG療法による排卵誘発時の血中エストロゲン値は，正常排卵周期の約2〜5倍と高値になり，子宮体癌の発症リスクを増大させる可能性が危惧されるが，排卵誘発が有意に子宮体癌発症を増加させるとの報告はない。クロミフェンやhMG-hCGにより排卵誘発を行った患者を平均12年フォローアップした検討では，子宮体癌発症のリスクは変わらず，同じコホートを続けて平均21

妊孕性温存療法(子宮内膜異型増殖症・類内膜腺癌 G1 相当)

年フォローアップした検討でも,排卵誘発患者の子宮体癌発症リスクは,standardized incident ratio (SIR)で7倍と高いが,非誘発群の3倍と有意差は認めなかったと報告されている。

また,排卵誘発剤として広く用いられているクロミフェンは,構造的にタモキシフェンと類似しており,クロミフェンがヒト子宮体癌培養細胞の増殖を促進するとの報告もある。実際,128例の症例検討でクロミフェンを含む排卵誘発と子宮体癌発症リスクの関連は認めないという報告があるが,その一方で,より多数症例での検討においてクロミフェン使用により,有意差はないが,子宮体癌発症の相対リスクが1.8倍に増加し,その影響はクロミフェンの用量や投与回数と比例したという報告や,症例数は少ないが,クロミフェンと子宮体癌リスクの関連性を示唆する報告がある。

妊孕性温存例では,元来,排卵障害を伴うことも多く,再発リスクを下げるとの観点からも積極的に不妊治療を行うべきとの意見もある。子宮内膜異型増殖症,子宮体癌に対する MPA 投与による妊孕性温存を検討した国内の試験では,妊娠例11例中10例が不妊治療によるものであった。20文献で26例の妊娠を解析したレビューでは,少なくとも15症例(17回),55％の妊娠は体外受精によるものであった。妊孕性温存療法の主目的は生児を得ることであり,そのために必要であれば不妊治療や排卵誘発を行うべきであるが,少なくとも中長期的には排卵誘発,特にクロミフェン使用により再発リスクが増加する可能性も十分に念頭におく必要がある。

子宮体がん治療ガイドライン 2013 年版

CQ 37

子宮癌肉腫に対して推奨される手術術式は？

推奨

①腹式単純子宮全摘出術および両側付属器摘出術が奨められる(グレード B)。

②上記術式に加えて，骨盤・傍大動脈リンパ節郭清（生検），大網切除を行うことが考慮される(グレード C1)。

③子宮頸部間質浸潤が明らかで完全切除が見込まれる症例に対しては，広汎子宮全摘出術あるいは準広汎子宮全摘出術が考慮される(グレード C1)。

● 解説 ●

癌肉腫は子宮内腔に向かって隆起性病変を形成することが多いため，比較的早期より性器出血をきたし，子宮内膜生検で癌肉腫との診断は確定しないことがあっても，平滑筋肉腫や子宮内膜間質肉腫とは異なり，術前に90％以上の症例で悪性腫瘍であることの診断が得られる。しかし，癌肉腫は通常の子宮体癌よりも悪性度の高い組織型で，類内膜腺癌 G3 症例と比較しても，診断時から子宮外病変を伴っている場合が多く，進行期別の比較でもⅠa～Ⅳ期（FIGO1988 分類）のいずれの進行期においても有意に予後不良である。子宮内膜生検で子宮体癌と診断された場合でも，画像検査上子宮内腔への隆起性病変が認められれば，癌肉腫を疑って注意深い病理

癌肉腫・肉腫の治療

組織学的検討を行い,必要であれば免疫組織化学的染色を併用する。

　術前に癌肉腫の診断が確定している場合で,完全摘出がほぼ見込まれる症例に対しては,子宮体癌高リスク群の標準術式である単純子宮全摘出術＋両側付属器摘出術を基本として,さらに骨盤・傍大動脈リンパ節郭清(生検)および大網切除を行うことが推奨される。これに腹腔細胞診も行う。術中に子宮外病変が判明した場合は,最大限の腫瘍減量術を行う。また,子宮頸部間質浸潤が明らかで完全切除が見込まれる症例に対しては,広汎子宮全摘出術あるいは準広汎子宮全摘出術が考慮されてよいが,その治療的意義は確立されていない。

　骨盤および傍大動脈リンパ節への転移は,平滑筋肉腫に比較すると高率で,転移部には癌腫成分が組織学的に認められることが多い。NCI の SEER データベースに基づく後方視的検討では,骨盤腔内に腫瘍が限局していた癌肉腫 1,855 例の中で所属リンパ節郭清が行われた 965 例のリンパ節転移率は 14％で,リンパ節郭清を行った症例の方が行わなかった症例よりもいずれの進行期の比較においても OS が延長しており,予後改善に寄与する可能性が示唆されている。

子宮体がん治療ガイドライン 2013 年版

CQ 38

子宮癌肉腫に対して推奨される術後治療は？

推奨

①術後化学療法を選択する場合は，イホスファミド，プラチナ製剤，パクリタキセルなどを含む化学療法が考慮される(グレード C1)。
②放射線治療(全骨盤照射)も考慮される(グレード C1)。

● 解説 ●

　子宮癌肉腫における術後化学療法の RCT は，1980年代に行われた当初の試験では子宮肉腫として取り扱われており，癌肉腫，平滑筋肉腫が混在して治療されていた経緯がある。癌肉腫のみに層別化した解析では，CYVADIC 療法(シクロホスファミド＋ビンクリスチン＋アドリアマイシン〔ドキソルビシン塩酸塩〕＋ダカルバジン)により約 63〜70％の 5 年生存率を得ている。ただし，症例数が少ないので今後の検討が必要である。近年の進行・再発の子宮癌肉腫に対する標準療法としてはイホスファミド＋シスプラチン療法およびイホスファミド＋パクリタキセル併用療法が推奨されている(CQ39 参照)。術後治療の RCT としてはイホスファミド＋シスプラチン vs. 全腹部照射の第Ⅲ相試験(GOG150)の報告がある。全腹部照射は本邦では行われておらず，米国の放射線治療と本邦の放射線治療の方

癌肉腫・肉腫の治療

法論が異なることより本邦にはそぐわないが，両者の再発率はイホスファミド＋シスプラチン群で低かったものの有意ではなかった。また，進行期を合致させた検討でも化学療法群が良好な傾向であったが，有意差は得られなかった。この結果をもとに，より有効な照射（IMRTなど）と化学療法との比較を行うRCTが必要であると考えられる。一方，パクリタキセルを含むレジメンの術後化学療法の有効性に関しては，RCTは行われていないが，現在本邦で第Ⅱ相試験が進行中である。

　化学療法による術後治療の報告が散見される一方，放射線照射単独による術後治療の有用性も指摘されている。最大規模の後方視的検討として，NCIのデータベースから得られた2,461例の子宮癌肉腫に関する解析がある。その結果は，初回手術後に放射線治療を施行した群の5年生存率が42％で，施行しなかった群の33％に比べて予後に有意差が認められている。しかし，Ⅰ・Ⅱ期例の放射線照射に関するRCTの報告はなく，予後改善への寄与は未だ不明である。

子宮体がん治療ガイドライン 2013年版

CQ 39

子宮癌肉腫の進行・再発例に対する治療法は？

推奨

①進行例に対しては，子宮全摘出術と可及的腫瘍減量術が可能であれば，手術療法を選択することが考慮される(グレード C1)。

②進行・再発例の化学療法としては，イホスファミド，プラチナ製剤，パクリタキセルなどを含む薬剤が考慮される(グレード C1)。

③腹腔内播種・再発や遠隔転移に対する治療として手術療法も考慮される(グレード C1)。

● 解説 ●

子宮癌肉腫では，開腹時に既に進行した状態にあることがしばしばである。したがって，進行した癌肉腫ではCQ37で述べた術式を標準とし，可能な限りの腫瘍摘出を行うことが重要で，残存腫瘍が少ないほど予後が改善するとされている。

子宮癌肉腫に対する化学療法について，単剤での奏効率はイホスファミド32％，パクリタキセル18％，シスプラチン18％，アドリアマイシン(ドキソルビシン塩酸塩)10％などの第Ⅱ相試験結果が報告されている。

GOG108では，進行・再発子宮癌肉腫194例に対し，イホスファミド単剤投与群102例とイホスファミド＋シスプラチン併用群92例の比較検討を行い，奏効

癌肉腫・肉腫の治療

率はイホスファミド単剤投与群で36％，2剤併用群で54％，PFS中央値はそれぞれ4.0カ月，6.0カ月と有意差が認められたが，OSで有意差はみられていない。

44例の子宮癌肉腫に対しパクリタキセルを3週間隔で投与した第Ⅱ相試験では，奏効率が18％であった。GOG161では子宮癌肉腫のⅢ・Ⅳ期および再発例179例に対してイホスファミド単独 vs. イホスファミド＋パクリタキセル併用との比較が行われた。奏効率は単独群が29％，併用群が45％で，PFS中央値は単独群3.6カ月，併用群5.8カ月，OSは単独群8.4カ月，併用群13.5カ月で，パクリタキセル併用群の有用性が認められている。以上より，イホスファミド＋シスプラチン群，イホスファミド＋パクリタキセル群がそれぞれ奏効率でイホスファミド単独群を上回ったが，より毒性の少ないイホスファミド＋パクリタキセルが標準療法と位置付けられている。

一方，TC療法がGOG232Bとして進行・再発子宮癌肉腫を対象に検討され，奏効率54％，PFSが7.6カ月，OSが14.7カ月という良好な成績を示した。TC療法はイホスファミドとパクリタキセルの併用療法と同等に子宮癌肉腫に有効であり，治療の簡便さも加わりTC療法の方が優るとも考えられる。

再発病巣に対する手術療法の有効性に関する報告は少ないが，子宮体癌と同様に，局所的に切除可能で他に転移病巣を認めない症例に関しては手術療法を考慮してもよい。

子宮体がん治療ガイドライン 2013 年版

CQ 40

子宮平滑筋肉腫に対して推奨される手術術式と術後治療は？

> **推奨**
> ①腹式単純子宮全摘出術および両側付属器摘出術を含めた完全摘出を目的とした手術術式が奨められる（グレード B）。
> ②術後治療としては，化学療法も考慮される（グレード C1）。
> ③術後治療としての放射線治療の有用性の根拠はなく，日常診療での実践は奨められない（グレード C2）。

● 解説 ●

　子宮平滑筋肉腫は予後不良で，唯一有効な治療は早期の完全摘出とされている。術前あるいは術中に平滑筋肉腫の診断が確定している場合で，完全摘出が見込まれる症例に対しては，単純子宮全摘出術＋両側付属器摘出術を標準術式とする。しかし，卵巣摘出に関しては，後方視的研究ではあるものの，予後にほとんど影響しないとする報告が多数ある。閉経までに相当の期間がある若年者で，腫瘍が画像検査ならびに術中肉眼所見で子宮に限局している早期症例の場合は卵巣温存を考慮できる。

　Ⅰ・Ⅱ期症例の後腹膜リンパ節郭清の意義は他の子宮体部悪性腫瘍に比較すると限定的で，画像検査にて後腹膜リンパ節の腫大が確認された場合に郭清（生検）を考慮

癌肉腫・肉腫の治療

する。

　筋腫核出術後に平滑筋肉腫と診断された場合は，残存病巣の可能性を考え再開腹による標準術式を行う。

　術後治療に関して NCCN ガイドライン 2012 年版では，平滑筋肉腫の I 期症例に対しては経過観察または術後照射 / 化学療法を考慮するとしている。術後化学療法に関する第 III 相試験として，手術進行期 I・II 期の完全摘出例（平滑筋肉腫だけでなく癌肉腫も含まれている）に対して無治療群とアドリアマイシン（ドキソルビシン塩酸塩）単剤投与群を比較した結果，無再発期間中央値は延長されたものの，OS 中央値は改善されなかった。しかし，I 期の完全摘出例に対するアドリアマイシン単剤投与群あるいは CYVADIC（シクロホスファミド＋ビンクリスチン＋アドリアマイシン＋ダカルバジン）治療群の比較検討では，無治療群に対していずれも有意に無再発期間を改善している。第 II 相試験としては，ドセタキセルとゲムシタビンを併用した DG 療法が術後治療として単施設で行われ，2 年生存率で 59％という良好な成績を示している。

　子宮平滑筋肉腫に対する術後放射線治療の有用性は否定的であり，ホルモン療法を有効とするエビデンスも見当たらない。

子宮体がん治療ガイドライン 2013 年版

CQ 41

子宮内膜間質肉腫に対して推奨される手術術式と術後治療は？

> **推奨**
> ①腹式単純子宮全摘出術および両側付属器摘出術が標準術式として奨められる(グレード B)。
> ②骨盤・傍大動脈リンパ節郭清(生検)や腫瘍減量術も考慮される(グレード C1)。
> ③Ⅰ・Ⅱ期の低悪性度度子宮内膜間質肉腫では術後治療をせず、経過観察することが奨められる(グレード B)。
> ④未分化子宮内膜肉腫に対して追加治療が必要な場合は、化学療法が考慮される(グレード C1)。

● 解説 ●

　子宮内膜間質肉腫に対する標準術式は，単純子宮全摘出術および両側付属器摘出術である。その他，腹水細胞診，播種病巣のサンプリングを行う。それ以上の拡大術式に治療的効果は証明されていない。また，比較的若年者に発症が多く，Ⅰ期の低悪性度症例で両側付属器摘出術の有無が再発や生存に差をもたらさなかったことから，卵巣温存が検討されつつある。未分化子宮内膜肉腫の場合は，骨盤あるいは傍大動脈のリンパ節転移がそれぞれ18％(2/11例)，15％(2/13例)にみられていることから，リンパ節郭清(生検)が考慮されることがある。さらに，大網の切除を含めた腫瘍減量術を考慮する

癌肉腫・肉腫の治療

必要がある。一方，低悪性度子宮内膜間質肉腫においても，骨盤リンパ節転移が9％(2/23例)〜33％(5/15例)であるとの報告から，リンパ節郭清(生検)は検討されるべきであろう。

　低悪性度子宮内膜間質肉腫の術後治療に関しては，手術で病巣が完全摘出できれば追加治療は必要ないとされている。NCCNガイドライン2012年版でも，低悪性度Ⅰ・Ⅱ期症例の場合は手術のみでの経過観察が推奨されている。一方，Ⅲ・Ⅳ期の術後に追加治療を行う場合にはホルモン療法あるいは放射線治療が選ばれ，化学療法は推奨されていない。実際，低悪性度ではエストロゲンおよびプロゲステロンの受容体を発現することが多く，プロゲスチン(MPA)，GnRHa，アロマターゼ阻害薬であるレトロゾールなどを使用し，低悪性度Ⅲ・Ⅳ期症例の術後にホルモン療法を行い予後を改善したとの報告もある。低悪性度に対する術後照射に関しては，局所再発が減少したとの報告もあるが，生命予後に寄与するかは不明である。

　未分化子宮内膜肉腫に対するNCCNガイドライン2012年版では，不完全摘出に終わった症例やⅢ・Ⅳ期症例を中心に術後治療を推奨しており，化学療法あるいは放射線治療が中心となる。化学療法のレジメンとしては術後治療に特化した報告はないが，カルボプラチンとパクリタキセルの併用療法もしくはCQ42の進行・再発子宮内膜間質肉腫に対する化学療法で述べるレジメンが主体となると考えられる。

CQ 42

子宮平滑筋肉腫・子宮内膜間質肉腫の切除不能進行例や再発例に対して推奨される治療法は？

> **推奨**
> ①再発例で可能な場合は手術療法も考慮される(グレード C1)。
> ②化学療法も考慮される(グレード C1)。
> ③低悪性度子宮内膜間質肉腫ではホルモン療法も考慮される(グレード C1)。
> ④症状緩和を目的とする放射線治療も考慮される(グレード C1)。

● 解説 ●

　切除不能な初発症例に対しては化学療法や放射線治療が治療の中心となり，子宮内膜間質肉腫に対してはこれにホルモン療法が加わる。現時点におけるいずれの治療も十分な効果が期待できないため，孤発症例など許容できる侵襲の範囲で摘出が可能ならば手術療法を，局所の対症療法として放射線治療を考慮すべきである。実際，再発平滑筋肉腫 128 例の検討では，再発までの期間，再発病巣の限局性に加えて，secondary cytoreductive surgery が独立した予後規定因子であった。

　進行・再発平滑筋肉腫に対する化学療法として，単剤では平滑筋肉腫 72 例を含む 226 例のⅢ・Ⅳ期および再発した肉腫に対するアドリアマイシン(ドキソルビシ

癌肉腫・肉腫の治療

ン塩酸塩)の奏効率が25%,ゲムシタビンでは21%,イホスファミドが17%であった。多剤併用療法では,アドリアマイシンに併用する薬剤としてダカルバジンとイホスファミドを用いたレジメンがいずれも30%と良好な奏効率を示しているが,同時に毒性も増強している。GOGの試験では,切除不能な平滑筋肉腫の初回治療として,ゲムシタビンとドセタキセルの併用療法(DG療法)が奏効率36%,化学療法後の再発症例を対象とした二次治療としての奏効率は27%と良好な結果であった。

新たな分子標的治療としては,転移性軟部肉腫を対象に,多チロシンキナーゼ阻害薬の一つであるパゾパニブの有効性を検討するRCTが行われ,平滑筋肉腫においても有効性が示唆された。

進行・再発子宮内膜間質肉腫のうち,低悪性度症例に対してはMPAやアロマターゼ阻害薬であるレトロゾールなどのホルモン療法をまず検討すべきであり,ホルモン療法無効例や未分化子宮内膜肉腫症例に対しては,化学療法もしくは放射線治療を検討すべきである。

進行・再発子宮内膜間質肉腫への化学療法に関しては,イホスファミド単剤が33%の奏効率を示し,アドリアマイシン単剤も比較的良好な効果を示している。多剤併用療法に関しては,シスプラチンとアドリアマイシンの併用やイホスファミド,アドリアマイシン,シスプラチンを併用したIAP療法の報告がみられる。

進行・再発子宮内膜間質肉腫に対する放射線治療のエビデンスは少ない。ホルモン療法や化学療法との併用を含めて,症状緩和を目的とした照射は考慮される。

子宮体がん治療ガイドライン 2013 年版

CQ 43

侵入奇胎，臨床的侵入奇胎および奇胎後 hCG 存続症に対して推奨される化学療法は？

推奨
メトトレキサートあるいはアクチノマイシン D による単剤療法が奨められる (グレード B)。

● 解説 ●

　侵入奇胎，臨床的侵入奇胎および奇胎後 hCG 存続症 (low risk GTN) に対して汎用される抗がん剤はメトトレキサートあるいはアクチノマイシン D の 2 剤であり，投与方法の異なる複数のレジメンが存在する。いずれのレジメンを使用しても，初回治療あるいは二次治療により，ほぼ 100％の寛解率を達成することが可能である。

　メトトレキサートの主な有害事象は肝機能障害，口内炎，皮疹で，アクチノマイシン D の有害事象は悪心・嘔吐，脱毛，骨髄抑制，血管外漏出による皮膚壊死などである。

　初回化学療法として使用されるレジメンは，5-day メトトレキサート療法 (0.4 mg/kg を 5 日間筋肉内投与) が国内で最も汎用されている。他にメトトレキサート−ホリナートカルシウム療法 (Day 1, 3, 5, 7 にメトトレキサート 1 mg/kg 筋肉内投与，Day 2, 4, 6, 8 にホリナートカルシウム〔ロイコボリン〕0.1 mg/kg 筋肉内投与) や weekly メトトレキサート療法 (メトトレ

絨毛性疾患の治療

キサート 30〜40 mg/m² を毎週 1 回筋肉内投与）も使用される。一方，5-day アクチノマイシン D 療法（アクチノマイシン D 10 μg/kg を 5 日間静注）も汎用されるレジメンである。アクチノマイシン D パルス療法は，アクチノマイシン D（40 μg/kg または 1.25 mg/m²）を 2 週間に 1 回静注する方法である。

これらのいずれのレジメンによっても 20〜30％程度が薬剤抵抗性あるいは重篤な有害事象のため薬剤変更を必要とし，2〜6％は再発する。

化学療法を施行するも hCG 値が上昇する場合，あるいは 2〜3 コースで十分な hCG 値の下降が得られない場合に薬剤抵抗性と判定し，投与薬剤あるいは投与法の変更を考慮する必要がある。

二次治療のレジメンとしては，一次治療がメトトレキサートであればアクチノマイシン D に，アクチノマイシン D であればメトトレキサートに変更する。他の二次治療のレジメンとしてはエトポシド単剤療法，エトポシドとアクチノマイシン D の 2 剤併用療法がある。さらに薬剤変更を必要とする場合には，絨毛癌の項で述べる多剤併用療法を施行する。また，寛解後再発した場合も，絨毛癌に対する治療を行う。

追加化学療法に関しては，hCG が正常値に下降した後，1〜3 コース程度行うのが一般的である。

侵入奇胎においては，ほとんどが化学療法のみで治療されるため，手術療法の役割は少ないが，子宮内に病巣があり転移がなく，かつ挙児希望がない症例では子宮全摘出術を行うこともある。子宮全摘出術を行った場合でも術後の化学療法は必要である。

子宮体がん治療ガイドライン 2013 年版

CQ 44

絨毛癌に対して推奨される化学療法は？

> **推奨**
>
> メトトレキサート，アクチノマイシン D，エトポシドを含む多剤併用療法が考慮される（グレード C1）。

● 解説 ●

　絨毛癌および臨床的絨毛癌（high risk GTN）に対する治療の中心は化学療法であり，メトトレキサート，アクチノマイシン D，エトポシドの 3 剤を含む多剤併用療法が初回治療の第一選択となる。

　EMA/CO 療法はエトポシド，メトトレキサート，アクチノマイシン D，シクロホスファミド，ビンクリスチンの 5 剤併用療法であり，初回治療として最も汎用されている。寛解率は報告全体として約 80％であり，20％程度の症例は薬剤変更を要している。また，再発をきたす症例も 6.9～35％と報告されている。MEA 療法はメトトレキサート，エトポシド，アクチノマイシン D の 3 剤併用療法であり，寛解率は報告全体として約 80％であり，治療成績・有害事象発生頻度も EMA/CO 療法と同程度である。

　EMA/CO，MEA など多剤併用療法では悪心・嘔吐，脱毛，口内炎，骨髄抑制などの頻度はメトトレキサートやアクチノマイシン D 単剤療法に比較して高頻度にまた重症化することがある。また，エトポシドを含む治療

絨毛性疾患の治療

法であるため，若年女性の卵巣機能抑制や二次性発がん（白血病）の可能性も指摘されている。

　絨毛癌の化学療法においては，hCGが正常範囲内に下降後，追加化学療法を行うことが必須であり，少なくとも3〜4コース程度の追加化学療法が推奨されている。

　絨毛癌の20％前後はEMA/CO療法，MEA療法に抵抗性を示し，また治療後再発をきたすこともある。これら難治性絨毛癌に対して，以下に述べる化学療法が推奨されている。

　EP/EMA療法はエトポシド，メトトレキサート，アクチノマイシンDにシスプラチンを加えた4剤併用療法であり，EMA/CO抵抗性となった34例を治療し88％が寛解したと報告されている。有害事象としては，Grade 3〜4の骨髄抑制が60％以上に，腎毒性も40％程度で認められている。FA療法はフルオロウラシルとアクチノマイシンDの2剤併用療法であり，MEA抵抗性症例10例中8例が寛解，有害事象はEP/EMA療法に比較すると比較的軽微であった。

　これらの初回および二次化学療法により，絨毛癌全体の生存率は86〜91％と報告されている。二次または三次化学療法としてパクリタキセル，エトポシド，シスプラチンを併用したTP/TE療法や，胚細胞腫瘍に使用されるBEP療法なども試みられている。

子宮体がん治療ガイドライン 2013 年版

CQ 45

絨毛癌に対する手術療法の適応は？

推奨

①化学療法抵抗性の子宮病巣や転移病巣に対して，手術療法も考慮される（グレード C1）。
②出血の制御が困難な子宮病巣，あるいは脳圧亢進症状を伴う脳転移に対しては，手術療法も考慮される（グレード C1）。

● 解説 ●

　絨毛癌の治療は化学療法が中心であり，その初回治療による寛解率は 80％前後と高い。このため，手術療法の適応は限定的である。しかしながら，化学療法に抵抗性の病巣が存在する場合や，制御困難な出血，脳圧亢進による意識障害など救命を必要とする場合には手術療法も考慮される。

　子宮全摘出術が施行された絨毛性疾患 62 例の解析では，その適応は初回治療（多量の子宮出血症例，選択的治療症例）および化学療法の二次的治療（化学療法抵抗性症例，化学療法に伴う多量出血症例）がそれぞれ 50％の頻度であった。最近では化学療法の進歩により子宮全摘出術の頻度は減少しているが，化学療法抵抗性病変の存在や制御困難な多量の子宮出血を呈する症例には有用な治療の選択肢である。その他にも妊孕性温存希望のない症例の子宮病巣に対する選択的初回治療や腫瘍進展に

絨毛性疾患の治療

よる子宮穿孔に伴う腹腔内出血なども子宮全摘出術の適応となる。子宮病巣に対する腫瘍核出術も妊孕性温存のために施行する場合がある。いずれの場合も術後の化学療法は必要である。

絨毛癌の肺転移病巣に対する手術療法は，下記に示す条件を満たす場合に考慮される。①手術可能症例である，②子宮病変が制御可能である，③他の転移巣がない，④片肺の孤立性病巣である，⑤術前 hCG 値が 1,000〜1,500 mIU/mL 以下である。これらの条件を満たした場合の寛解率は 90％以上であったと報告されている。しかしながら，術前に 4 レジメンないしは 13 コース以上の化学療法が施行された肺転移症例では予後不良であった。なお，化学療法にて hCG が正常値化し寛解した後に，画像上残存する肺病変に対する手術療法は不要とされている。

絨毛癌の脳転移に対する開頭術は，意識障害などの脳圧亢進症状や重篤な神経症状がある場合に，化学療法に先行もしくは並行して行われる。また，転移巣が脳表面に局在する単一の腫瘍に対して，化学療法開始直後の脳出血のリスクを軽減する目的による選択的な脳転移巣摘出術が有用である可能性も示されている。一方，脳の深部の病変で手術困難な症例に対しては，定位手術的照射(SRS)が有効であると報告されている。

腟転移や肝転移あるいは他の遠隔転移(脾，腎，腸管など)に対する手術療法の適応は，肺転移や脳転移と同様に，多量出血を認める場合や化学療法抵抗性の場合である。近年，血管塞栓術などの進歩に伴い，手術療法の適応はより限定的となっている。

子宮体がん治療ガイドライン 2013年版

CQ 46

絨毛癌に対する放射線治療の適応は？

推奨

脳転移に対して，全脳照射や定位手術的照射も考慮される(グレード C1)。

● 解 説 ●

　絨毛癌の脳転移の頻度は 10％程度であり，予後不良因子の一つである。絨毛癌の脳転移巣は血行が豊富であることから，神経学的機能障害や治療早期の急死につながる脳出血をきたしやすい。近年，脳転移に対しては多剤併用化学療法を中心に，手術療法や放射線治療などを組み合わせた集学的治療が施行されている。

　脳転移に対する全脳照射は，出血の予防および脳転移再発の予防に一定の効果があり，以前より多剤併用化学療法と同時に施行されてきたが，その寛解率は 44～67％と必ずしも良好な成績とはいえない。しかしながら，全脳照射施行例では，多剤併用化学療法に含まれる髄腔内メトトレキサート投与が不要であり，開頭術施行の頻度も低いことが利点であると報告されている。一方，全脳照射を含む治療後に寛解した胚細胞腫瘍患者に，高頻度に重篤な遅発性脳神経毒性が平均 72 カ月後(9～228 カ月)に認められることが報告された。絨毛癌脳転移症例の生存率は 75％程度であることから，近年，脳転移を有する絨毛癌においても，寛解が見込める

絨毛性疾患の治療

症例においては，全脳照射は回避される傾向にある。脳転移を有する GTN 39 症例に関する後方視的検討では，髄腔内メトトレキサート投与を含む多剤併用化学療法を中心とした集学的治療により寛解率は 80％と良好であった。本報告では開頭術が 10 例(26％)に，定位手術的照射(SRS)が 1 例に施行されたが，全脳照射は施行されなかった。ただし，髄腔内メトトレキサート投与に関しては国内では治療実績が乏しく，一般治療として奨められない。脳転移症例に対しては，その個数やサイズ，場所，症状の有無等に基づき，化学療法に加えて，必要に応じて開頭術と放射線治療を含む個別化した集学的治療が有効であると報告されている。

　絨毛癌において，脳転移以外の病巣に対する放射線治療の有効性を示すエビデンスは認められない。

子宮体がん治療ガイドライン 2013 年版

CQ 47

PSTT・ETT に対して推奨される治療法は？

> **推奨**
> ①病巣が子宮に限局した症例に対しては，子宮全摘出術が考慮される (グレード C1)。
> ②転移のある症例では，子宮全摘出術を含む手術療法および化学療法の併用が考慮される (グレード C1)。

● 解説 ●

　PSTT および ETT は中間型栄養膜細胞類似の稀な腫瘍であり，両者とも診断には病理組織学的検査が必要である。臨床所見としては，血中 hCG は比較的低値であるが，画像検査や臨床経過においては絨毛癌や侵入奇胎，あるいは過大着床部や胎盤遺残などの非瘢痕性病変とも類似していることがあり，子宮全摘出術後に初めて本疾患と診断されることもある。本項では，子宮内掻爬物や切除された原発病巣・転移病巣の病理所見などから，PSTT あるいは ETT と診断された場合の治療について検討する。両者とも一般に化学療法の感受性は低く，手術療法が治療の中心となる。

　PSTT 62 例の後方視的検討では，34 例がⅠ期であり，このうち手術療法のみを施行した 17 例と，手術に化学療法を併用した 16 例では，10 年生存率は 91％と 93％で差を認めなかった。すなわち，術後化学療法の有効性を示すエビデンスは認めなかった。他の報告にお

絨毛性疾患の治療

いても，Ⅰ期で手術療法のみを行った34例中32例は無病生存を認めている。これらの結果より，Ⅰ期に対しては子宮全摘出術が推奨される。

一方，子宮外病変や転移を有するⅡ～Ⅳ期のPSTT症例においては，手術と化学療法を併用した17例中再発は6例(35％)であったのに対して，手術のみでは3例中再発は2例(67％)，化学療法のみを施行した8例で長期生存できたのは2例のみであった。PSTTの化学療法に対する感受性は高くはないが，Ⅱ期以上の症例に対しては有効である可能性が示唆されている。化学療法のレジメンは，絨毛癌に使用されるEMA/CO療法あるいはEP/EMA療法が用いられた報告が多い。

妊孕性温存希望のあるPSTTに対して子宮内容除去術や子宮部分切除術を施行し，化学療法を併用して治癒した報告も認めるが，子宮温存療法としては確立していない。またリンパ節転移を3.2～5.9％に認めるが，後腹膜リンパ節郭清の有効性は確立していない。

ETT14例の検討では，病変が子宮に限局した10例において子宮全摘出術を行った8例は全て治癒し，子宮内容除去術と化学療法を併用した1例のみが再発を認めた。同様にETT52例の検討では，Ⅰ期の29例における生存率は手術療法のみでは93％，手術と化学療法の併用では92％と差を認めず，Ⅰ期症例に対する子宮全摘出術の有用性を示唆している。Ⅱ～Ⅳ期の23例では，2例を除いて手術と化学療法を併用しており，死亡はⅢ期の1例とⅣ期の4例の計5例であった。化学療法はEMA/CO療法あるいはEP/EMA療法が用いられた報告が多い。

子宮体がん治療ガイドライン 2013 年版

CQ 48
hCG 低単位持続例の取り扱いは？

推奨

胞状奇胎を含むあらゆる妊娠後あるいは絨毛性疾患治療後に，病巣は検出されないが，低単位の real hCG が長期間持続する場合は，厳重な経過観察を行うことが考慮される(グレード C1)。

● 解説 ●

　胞状奇胎娩出術後は定期的(1〜2 週間隔)に血中 hCG を測定し，本邦においては 5 週 1,000 mIU/mL, 8 週 100 mIU/mL, 24 週カットオフ値の 3 点を結ぶ判別線を用いて管理する(原則として，mIU/mL 表示の hCG 測定法を使用する)。hCG 値が経過非順調型で，画像検査により病巣が確認できない場合は奇胎後 hCG 存続症と診断され，侵入奇胎と同様の化学療法が奨められる。しかし，6 カ月経過後に hCG がカットオフ値に至らない症例でも自然寛解が期待できる可能性が示されており，経過観察のみで寛解した群は化学療法が必要となった群に比較して，hCG の中央値が有意に低かった (13 mIU/mL vs. 157 mIU/mL)。以上より，胞状奇胎娩出後の hCG 値が 24 週までにカットオフ値に至らない経過非順調型の症例でも，病巣が検出されず，hCG 値が低値で自然下降を認めている場合には，経過観察をすることも考慮できる方法である。

絨毛性疾患の治療

　胞状奇胎を含む全ての妊娠後あるいはGTN治療後に，低単位のhCGが増加することなく持続するが，画像検査により病巣が確認されない症例では，まずは下垂体性hCGおよびfalse-positive (phantom) hCGとの鑑別が必要である。下垂体性hCGは，閉経や化学療法による卵巣機能抑制に伴い上昇するが，エストロゲンとプロゲステロンの合剤投与により抑制される。False-positive hCGは，hCG測定に用いる抗体と誤って結合する血清中の抗体が原因で検出されるが，同一検体を別のキットで測定した場合に両者間に5倍以上の測定値の差があり，また尿中hCGを測定すると検出されない。これらの鑑別を行った後，両者とも否定された場合にreal hCGと診断する。低単位のreal hCGの検出が3カ月以上にわたって持続する状態を，絨毛癌やPSTTの前癌状態の可能性が考えられる症候群として"quiescent GTD"と称することが提唱された。

　Quiescent GTDの6～22％の症例において，3カ月～4年後にhCGの上昇や病巣が確認できたとの報告がある。低単位real hCG持続症例に対する対応としては，超音波カラードプラおよび骨盤MRIによる子宮・付属器病変の有無，および胸腹部CT，頭部MRIによる病変の有無を確認し，病変が検出できなかった場合にはquiescent GTDと診断する。その後は定期的なhCG測定(1回/1～2カ月)による厳重な経過観察を行うことが推奨され，むやみな化学療法や手術は控え，少なくとも2種類の検査法によりhCG上昇を連続して認めた場合あるいは画像による病巣検出ができた場合にのみ治療を行うことが提案されている。

卵巣がん
治療ガイドライン

2015年版

抜粋

後援

日本産科婦人科学会／日本産婦人科医会／
婦人科悪性腫瘍研究機構／
日本放射線腫瘍学会／日本病理学会

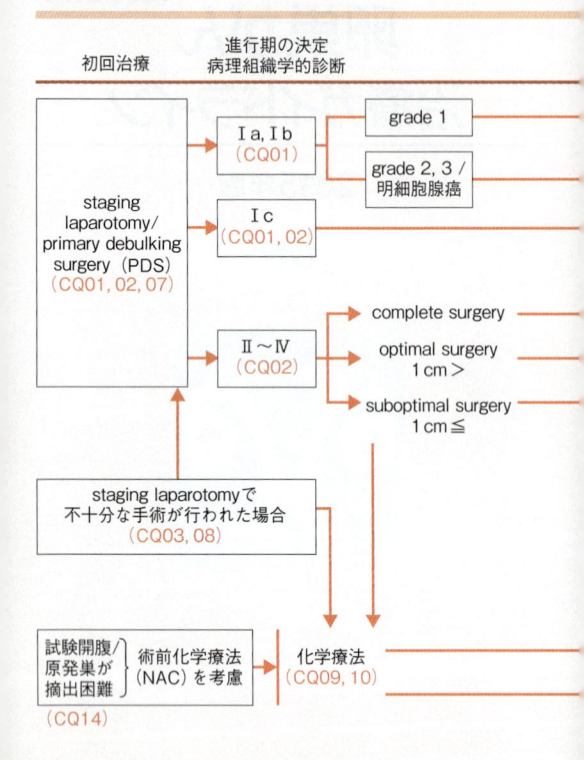

卵巣がん治療ガイドライン 2015 年版

フローチャート1
卵巣癌の治療

初回治療　　　進行期の決定
　　　　　　　病理組織学的診断

staging laparotomy/
primary debulking
surgery（PDS）
（CQ01, 02, 07）

→ Ⅰa, Ⅰb（CQ01） → grade 1
　　　　　　　　　　→ grade 2, 3／明細胞腺癌

→ Ⅰc（CQ01, 02）

→ Ⅱ〜Ⅳ（CQ02） → complete surgery
　　　　　　　　　　→ optimal surgery 1 cm＞
　　　　　　　　　　→ suboptimal surgery 1 cm≦

staging laparotomyで
不十分な手術が行われた場合
（CQ03, 08）

試験開腹／原発巣が摘出困難（CQ14） ─ 術前化学療法（NAC）を考慮 ─ 化学療法（CQ09, 10）

注1）フローチャート1のstaging laparotomyはCQ01を参照のこと
注2）手術療法に関して，妊孕性温存手術はCQ04，RRSOはCQ05，腹腔鏡下手術はCQ06を参照のこと

198

フローチャート

術後治療

(CQ11)

化学療法
(CQ09, 10)

化学療法
(CQ09, 10)

経過観察
(CQ19〜21)

interval debulking
surgery (IDS)
(CQ03, 14)

化学療法
(CQ09, 10)

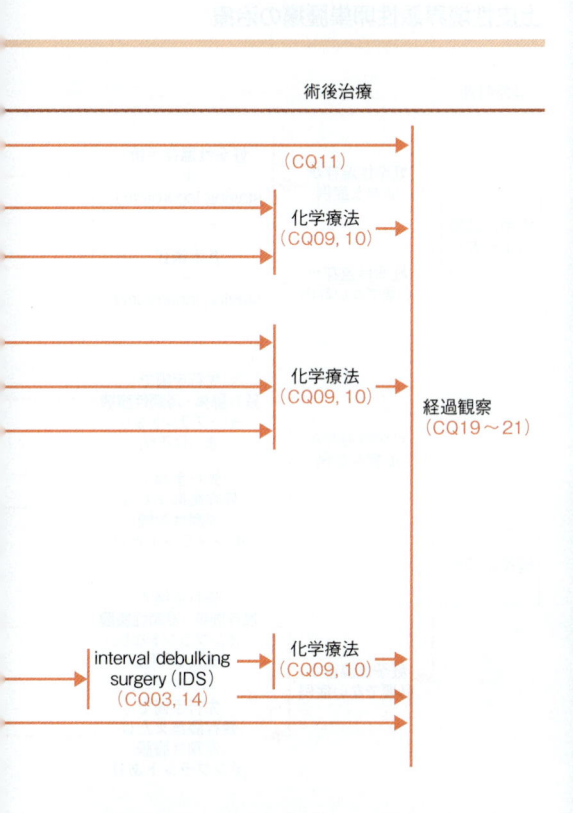

注3) 化学療法に関して，組織型を考慮した化学療法はCQ12，腹腔内化学療法はCQ13，維持化学療法はCQ15，重篤な有害事象の対策はCQ17，分子標的治療薬はCQ18，ホルモン補充療法（HRT）はCQ22を参照のこと

卵巣がん治療ガイドライン 2015 年版

フローチャート 2
上皮性境界悪性卵巣腫瘍の治療

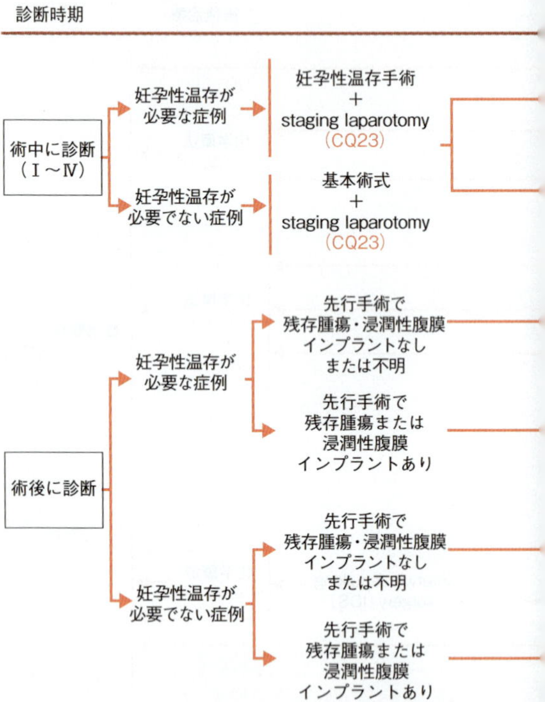

診断時期

術中に診断（Ⅰ～Ⅳ）
- 妊孕性温存が必要な症例 → 妊孕性温存手術 ＋ staging laparotomy（CQ23）
- 妊孕性温存が必要でない症例 → 基本術式 ＋ staging laparotomy（CQ23）

術後に診断
- 妊孕性温存が必要な症例
  - 先行手術で残存腫瘍・浸潤性腹膜インプラントなしまたは不明
  - 先行手術で残存腫瘍または浸潤性腹膜インプラントあり
- 妊孕性温存が必要でない症例
  - 先行手術で残存腫瘍・浸潤性腹膜インプラントなしまたは不明
  - 先行手術で残存腫瘍または浸潤性腹膜インプラントあり

注1）妊孕性温存手術＋staging laparotomy は患側付属器摘出術
　　＋大網切除術＋腹腔細胞診に加えて腹腔内精査
　　腹腔内精査では，腹腔内を視診かつ触診で十分に確認した上，
　　病変の疑いがあれば摘出し，ない場合は腹膜の生検を行う

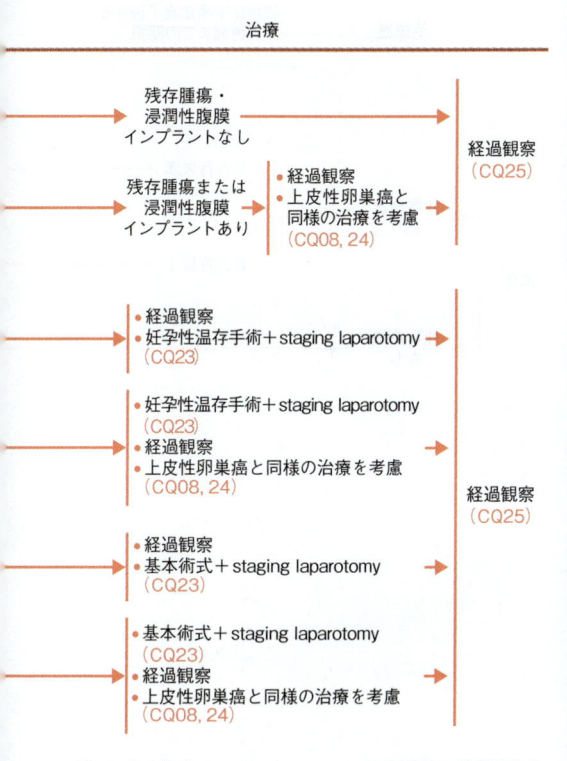

フローチャート

治療

残存腫瘍・浸潤性腹膜インプラントなし → 経過観察（CQ25）

残存腫瘍または浸潤性腹膜インプラントあり
- 経過観察
- 上皮性卵巣癌と同様の治療を考慮（CQ08, 24）
→ 経過観察（CQ25）

- 経過観察
- 妊孕性温存手術＋staging laparotomy（CQ23）

- 妊孕性温存手術＋staging laparotomy（CQ23）
- 経過観察
- 上皮性卵巣癌と同様の治療を考慮（CQ08, 24）

- 経過観察
- 基本術式＋staging laparotomy（CQ23）

- 基本術式＋staging laparotomy（CQ23）
- 経過観察
- 上皮性卵巣癌と同様の治療を考慮（CQ08, 24）

→ 経過観察（CQ25）

注2）基本術式＋staging laparotomy は **CQ23** の推奨①②を参照のこと

卵巣がん治療ガイドライン 2015 年版

フローチャート 3
再発卵巣癌の治療

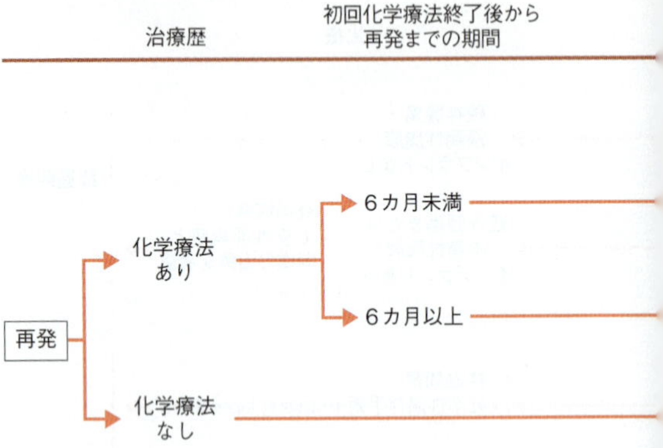

治療歴 　　　初回化学療法終了後から再発までの期間

再発 → 化学療法あり → 6 カ月未満
　　　　　　　　　　→ 6 カ月以上
　　　→ 化学療法なし

フローチャート

治療

→
- 二次化学療法（CQ26）
- 放射線治療（CQ29）
- BSC

→
- 初回と同一または類似の化学療法（CQ27）
- secondary debulking surgery（SDS）（CQ28）
- 放射線治療（CQ29）

→
- 標準化学療法（CQ09）
- secondary debulking surgery（SDS）（CQ28）

卵巣がん治療ガイドライン 2015 年版

フローチャート 4
腹膜癌・卵管癌の治療

初回治療

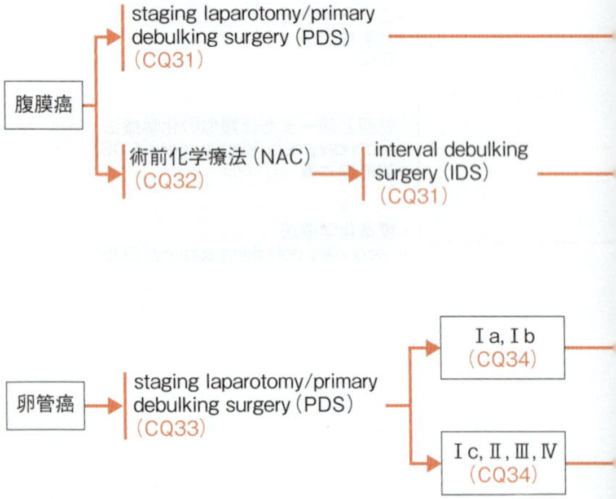

腹膜癌 → staging laparotomy/primary debulking surgery (PDS) (CQ31)

腹膜癌 → 術前化学療法（NAC）(CQ32) → interval debulking surgery (IDS) (CQ31)

卵管癌 → staging laparotomy/primary debulking surgery (PDS) (CQ33) →
- Ⅰa, Ⅰb (CQ34)
- Ⅰc, Ⅱ, Ⅲ, Ⅳ (CQ34)

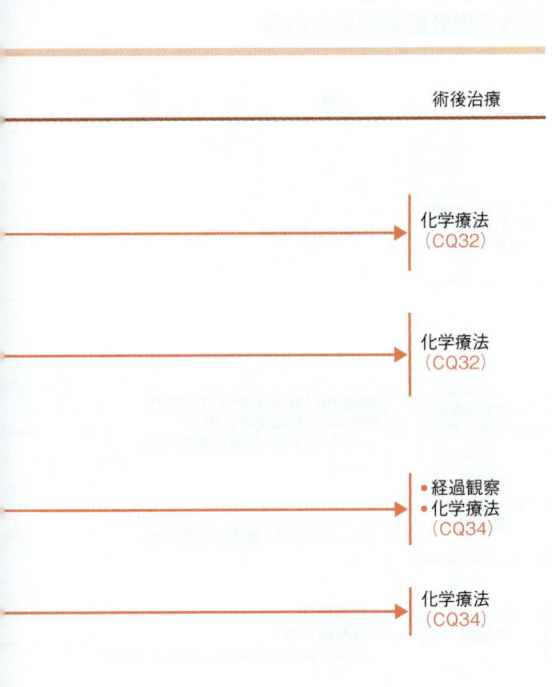

フローチャート

術後治療

→ 化学療法
(CQ32)

→ 化学療法
(CQ32)

→ ・経過観察
・化学療法
(CQ34)

→ 化学療法
(CQ34)

卵巣がん治療ガイドライン 2015 年版

フローチャート 5
悪性卵巣胚細胞腫瘍の治療

治療

妊孕性温存が必要な症例（CQ35）	妊孕性温存手術（CQ35）
妊孕性温存が必要でない症例（CQ35）	staging laparotomy/primary debulking surgery（PDS）（リンパ節生検・郭清は省略可能）（CQ35）
進行例（CQ35）	primary debulking surgery（PDS）（リンパ節生検・郭清は省略可能）（CQ35）
再発例（CQ37）	・化学療法 ・放射線治療 ・secondary debulking surgery（SDS）（CQ37）

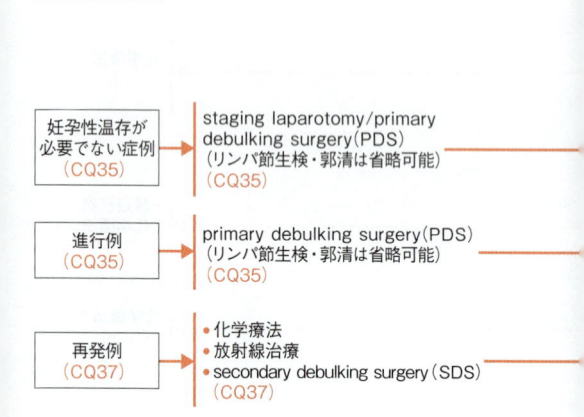

注）妊孕性温存手術は患側付属器摘出術＋大網切除術＋腹腔細胞診に加えて腹腔内精査

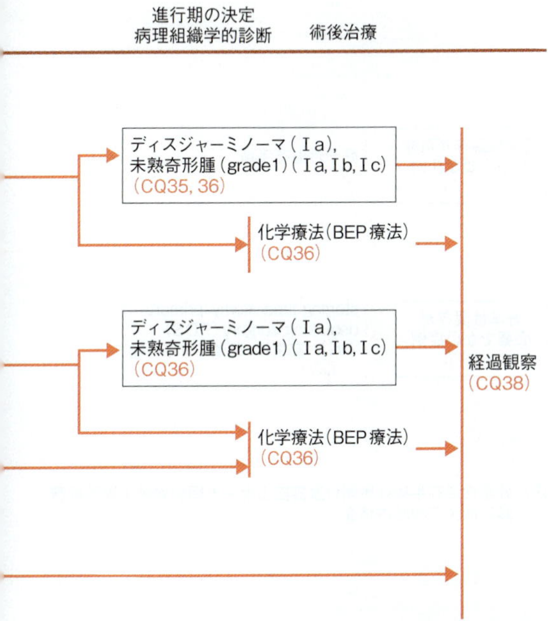

フローチャート

進行期の決定
病理組織学的診断　術後治療

```
┌─────────────────────────────────┐
│ ディスジャーミノーマ（Ia），      │
│ 未熟奇形腫（grade1）（Ia, Ib, Ic）│
│ （CQ35, 36）                     │
└─────────────────────────────────┘

        化学療法（BEP療法）
        （CQ36）

┌─────────────────────────────────┐
│ ディスジャーミノーマ（Ia），      │
│ 未熟奇形腫（grade1）（Ia, Ib, Ic）│
│ （CQ36）                         │
└─────────────────────────────────┘

        化学療法（BEP療法）
        （CQ36）
```

経過観察
（CQ38）

207

卵巣がん治療ガイドライン 2015 年版

フローチャート6
性索間質性腫瘍の治療

治療

妊孕性温存が可能かつ必要な症例 (CQ39) → 妊孕性温存手術 (CQ39)

妊孕性温存が必要でない症例 (CQ39) → staging laparotomy/primary debulking surgery（PDS）
（リンパ節生検・郭清は省略可能）
(CQ39)

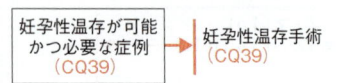

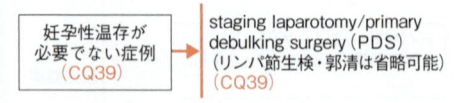

注）妊孕性温存手術は患側付属器摘出術＋大網切除術＋腹腔細胞診に加えて腹腔内精査

フローチャート

術後治療

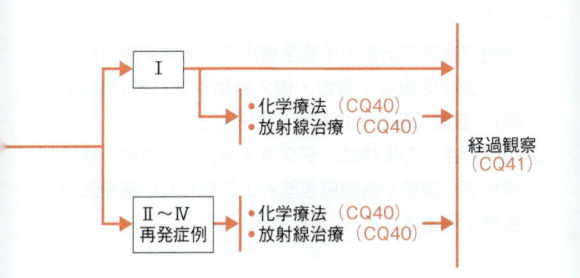

```
         ┌─── I ────────────────────────────────────────┐
         │         ・化学療法（CQ40）                    │
         │      ┌→ ・放射線治療（CQ40） ─────────────┐  │
─────────┤                                              ├→ 経過観察
         │                                              │  （CQ41）
         │                ・化学療法（CQ40）            │
         └─ II～IV ──→ ・放射線治療（CQ40） ────────┘
            再発症例
```

209

卵巣がん治療ガイドライン 2015 年版

CQ 01

病巣が卵巣に限局していると予想される卵巣癌に対して推奨される手術術式は？

推奨

①両側付属器摘出術＋子宮全摘出術＋大網切除術に加え，腹腔細胞診＋骨盤・傍大動脈リンパ節郭清（生検）＋腹腔内各所の生検が奨められる（グレード B）。
②腹腔内各所の生検は，ダグラス窩，壁側腹膜，横隔膜表面，腸管や腸間膜表面および疑わしい病変部の生検が考慮される（グレード C1）。

● 解説 ●

術前・術中に病巣が卵巣に限局していると予想される早期卵巣癌に対しては，患側である付属器摘出術のみではなく，転移や浸潤の有無を確認するため対側付属器摘出術および子宮全摘出術（基本的に単純子宮全摘出術）を施行，また腹腔内播種検索のために腹腔細胞診（腹水もしくは洗浄腹水）にあわせ大網切除術，腹腔内各所の腹膜生検が推奨される。さらに，後腹膜リンパ節転移も考慮し，骨盤から傍大動脈までのリンパ節郭清もしくは生検が推奨される。癌の広がりを検索する staging laparotomy は，病理組織学的に進行期を決定し，術後治療を省略できる症例を抽出する観点から奨められる術式であり，staging laparotomy 自体が予後を直接改善するかどうかのエビデンスは未だにない。

卵巣癌

　進行期分類に必要な基本的検査である腹腔細胞診は，採取する腹水が十分ある場合は腹水の性状や量を確認し採取する。腹水を認めない場合は十分量の生理食塩水で腹腔内全体を洗浄し採取する。

　大網の切除法には，横行結腸下で切除する大網部分切除術，胃大網動静脈直下で切除する大網亜全切除術，胃大網動静脈を切除する大網全切除術がある。三者のうち，どの術式が最も推奨されるかを示す文献はない。大網切除により炎症防御機構や殺腫瘍性の喪失，大網の豊富な栄養血管の消失による腹部手術後再構築の遅延も報告されている。しかし，早期卵巣癌と術中診断された症例の2～7％に大網転移があることから，早期卵巣癌でも大網部分切除術は必須である。

　後腹膜（骨盤・傍大動脈）リンパ節郭清（生検）は，正確な進行期を知る上で診断的意義は確立されているが，治療的な意義は必ずしも確立されていない。郭清（生検）の範囲は骨盤リンパ節と左腎静脈下縁の高さまでの傍大動脈リンパ節である。後腹膜リンパ節への転移頻度に関して，組織型では漿液性腺癌で頻度が高く，gradeでは高い（分化度が低い）ほど頻度が高いとの報告がある。

　腹腔内各所の生検は，正しい進行期決定に際し重要である。開腹時に腹腔内各所を十分に観察し，播種病巣を疑う場合には，ダグラス窩，膀胱腹膜，左右骨盤側壁，左右傍結腸溝，右横隔膜の腹膜生検が推奨される。

　虫垂切除に関しては，粘液性腺癌が疑われる場合には，虫垂原発癌との鑑別のため虫垂切除術を考慮する。卵巣癌における虫垂切除の意義は確立していないが，2.8％に肉眼的に正常な虫垂への転移を認めたという報告もある。

卵巣がん治療ガイドライン 2015 年版

CQ 02

術前にⅡ期以上と考えられる進行卵巣癌に対して推奨される手術術式は？

> **推奨**
> 肉眼的残存腫瘍がない状態(complete surgery)を目指した最大限の腫瘍減量術(debulking surgery)が強く奨められる(グレードA)。

● 解 説 ●

　進行癌における手術の基本は，腹腔内播種や転移病巣の可及的摘出を行う primary debulking surgery (PDS)である。

　残存腫瘍径と予後は相関するとされ，PDSによって最大残存腫瘍径1cm未満にできた場合をoptimal surgery，1cm以上の場合をsuboptimal surgeryとすることが多く，optimal surgery を行うことで予後が改善するとされている。さらに，肉眼的残存腫瘍のないcomplete surgery が可能な場合には，1cm未満にできた場合のoptimal surgery より有意に予後が改善することが示されている。

　しかし，進行例で基本術式（両側付属器摘出術＋子宮全摘出術＋大網切除術）のみで対応できる症例は少なく，基本術式によるoptimal surgery 達成率は，Ⅲ期例では24〜46％である。

　進行例に対するPDSには定型的な方法・手順という

卵巣癌

ものは存在しない。播種・転移臓器にかかわらず可能な限りの腫瘍摘出を行い，腫瘍減量を図ることが基本である。膀胱子宮窩，ダグラス窩，傍結腸溝などへの腹膜播種病巣を周辺腹膜とともに切除する。また，ダグラス窩部位での直腸への浸潤，S状結腸への浸潤，大網播種病巣の横行結腸への浸潤進展，小腸への浸潤・転移を認めた場合は，積極的に腸管部分切除・再建術を考慮する必要がある。その場合，切除部位によっては人工肛門造設を要する場合もあることを十分説明しておく。また，虫垂切除に関しては，粘液性腺癌の場合において虫垂原発癌との鑑別のため虫垂切除術を考慮する。

横隔膜への播種病巣を認めた場合には，stripping もしくは full-thickness resection を考慮する。脾臓への浸潤を認めた場合には，脾臓摘出術も考慮する。その他，上腹部への播種病巣が進展・拡大している場合，積極的に complete surgery の遂行を考慮する。

後腹膜リンパ節の郭清や生検は，正確な進行期を知る上での診断的意義は確立されているが，治療的な意義は必ずしも確立されていない。進行卵巣癌症例に対しては，転移播種病巣が外科的に制御できた場合において後腹膜リンパ節郭清を考慮する。進行卵巣癌(Ⅲb・Ⅲc・Ⅳ期)を対象として「後腹膜リンパ節の系統的郭清群」と「腫大リンパ節のみを摘出する群」にランダム化した RCT では，後腹膜リンパ節の系統的郭清が PFS を有意に改善していたが，OS には有意差は認めなかった。他方，optimal surgery を完遂し得た症例では，リンパ節郭清は PFS を改善する可能性が示唆された。

卵巣がん治療ガイドライン 2015年版

CQ 03

初回手術(PDS)で suboptimal surgery となった進行卵巣癌に対して，interval debulking surgery (IDS)は推奨されるか？

> **推奨**
>
> Suboptimal surgery となった進行症例には，化学療法中の IDS は選択肢として考慮される(グレードC1)。

● 解 説 ●

　進行卵巣癌症例の標準治療は，初回手術時に最大限の腫瘍減量術(debulking surgery)を図った，つまり PDS を行った後に化学療法を行うことである。しかし，初回手術時に最大残存腫瘍径が 1 cm 以下とならなかった suboptimal 症例に対して，化学療法中に再び腫瘍減量術(IDS)を行うことの有用性が検討されている。その意義については，予後の改善が期待できるとする報告と，期待できないとする報告があり，現時点では一定の見解が得られていない。

　初回手術時に suboptimal となった症例に対して，IDS の予後への有用性を検討した RCT には次の2つがある。

　EORTC-GCG は，初回手術で最大残存病巣 1 cm 以上となった 425 例のⅡb～Ⅳ期の進行卵巣癌症例に対して，シクロホスファミド＋シスプラチン併用化学療法

を 3 サイクル施行し，腫瘍縮小(CR，PR)を認めた 319 症例を対象とし，RCT により IDS の予後への効果を評価した試験である。その結果，IDS 施行群は非施行群に対し，OS を 33％改善した。

　GOG152 は，初回手術で suboptimal debulking に終わったⅢ・Ⅳ期卵巣癌 550 例における IDS の予後への有用性を検討した試験である。PDS 後パクリタキセル＋シスプラチン化学療法 3 サイクル後にランダム化できた 448 例に対し，その後引き続き化学療法のみを施行した群と IDS 施行後に化学療法を施行した群との間で，PFS，OS ともに有意差が認められない結果であった。

　この 2 つの RCT の結果が異なる理由として，EORTC-GCG ではⅣ期症例が多く，初回手術後の残存腫瘍径が大きいのに対し，GOG の試験では婦人科腫瘍専門医により PDS が行われている率が高く，残存腫瘍径が小さいという点が挙げられている。すなわち，初回残存腫瘍径が大きい症例では，IDS の重要性がより予後改善に強く関与している可能性がある。

卵巣がん治療ガイドライン 2015 年版

CQ 04

妊孕性温存を希望する場合の取り扱いは？

> **推 奨**
>
> ①妊孕性温存の適応について，十分なインフォームド・コンセントを行う(グレード A)。
>
> ②妊孕性温存における基本的な術式として，患側付属器摘出術＋大網切除術＋腹腔細胞診を行うことが奨められる(グレード B)。
>
> ③Staging laparotomy に含まれる術式として，上記に加えて対側卵巣の生検，骨盤・傍大動脈リンパ節の生検(郭清)，腹腔内各所の生検が考慮される(グレード C1)。

● 解 説 ●

卵巣癌における妊孕性温存の条件として考慮されるものは，病理組織学的条件と臨床的条件である。

妊孕性温存が適応とされる病理組織学的条件としては，漿液性腺癌，粘液性腺癌および類内膜腺癌で，進行期Ⅰa期および分化度が grade 1 または grade 2 である。また，妊孕性温存が考慮される病理組織学的条件としては，非特殊型で，進行期Ⅰc期(片側卵巣限局かつ腹水細胞診陰性)および分化度が grade 1 または grade 2，あるいは進行期Ⅰa期の明細胞腺癌である。

妊孕性温存治療後の再発率を算出すると，進行期Ⅰa期のうち grade 1 が 5.2％，grade 2 が 20％，grade 3

が50％となる。同様に、進行期Ｉｃ期ではgrade 1が8％、grade 2が21％、grade 3が33％となり、上記の妊孕性温存の病理組織学的条件を満たしている。腹水細胞診陽性例や被膜表面への浸潤例において再発率が高いことも示されており、十分な注意が必要である。すなわち、病理組織学的診断が妊孕性温存を判断する根拠の一つとなり、その診断や治療に関しては慎重に取り扱わなければならない。術中迅速病理組織学的診断で、組織型や分化度まで全てを判定することは無理があり、永久標本による正確な診断を待つ必要がある。

　病理組織学的条件以外に、臨床的条件も重視する必要がある。①患者本人が妊娠への強い希望をもち、妊娠可能な年齢であること、②患者と家族が卵巣癌や妊孕性温存治療、再発の可能性について十分に理解していること、③治療後の長期にわたる厳重な経過観察に同意していること、④婦人科腫瘍に精通した婦人科医による注意深い腹腔内検索が可能であることなどが重要な臨床的条件である。①は、妊娠・分娩が見込まれる年齢であることが重要で、40歳未満を妥当とする報告もある。②は、術後の病理組織学的診断の結果によっては妊孕性温存不可と判断し、再手術（二期的手術）もあり得ることも十分に説明しておく必要がある。③は、術後10年目での再発例の報告もあり、出産後に手術の完遂なども話し合う必要がある。

　具体的な術式については症例ごとに異なるので、より慎重なインフォームド・コンセントを得ることが必要である。妊孕性温存を志向する場合には、患側付属器摘出術、大網切除術という基本的な術式は必須である。

卵巣がん治療ガイドライン 2015 年版

CQ 05

BRCA1 あるいは BRCA2 遺伝子変異をもつ女性に対する risk-reducing salpingo-oophorectomy（RRSO）は推奨されるか？

推奨

遺伝カウンセリング体制ならびに病理医の協力体制が整っている施設において，倫理委員会による審査を受けた上で，日本婦人科腫瘍学会婦人科腫瘍専門医が臨床遺伝専門医と連携して RRSO を行うことが奨められる（グレード B）。

● 解説 ●

遺伝性乳癌卵巣癌（HBOC）の発症を予防する目的で，予防的乳房切除術（bilateral risk-reducing mastectomy）や RRSO が欧米では既に行われており，その後の観察で RRSO により卵巣癌・卵管癌・乳癌の発症リスクが減少している。2,840 名の BRCA1/2 遺伝子変異を有する女性のデータに基づくメタアナリシスでは，RRSO 後の卵巣・卵管癌発症リスクはハザード比 0.21 に減少した。このメタアナリシスで採用された多施設前方視的研究では，およそ 3 年の観察期間で RRSO を受けなかった 283 人（BRCA1 遺伝子変異 173 名，BRCA2 遺伝子変異 110 名）のうち 12 名（BRCA1 遺伝子変異 10 名，BRCA2 遺伝子変異 2 例）に BRCA 関連婦人科癌の発症が確認されたのに対して，RRSO を施行

卵巣癌

した509名(*BRCA1*遺伝子変異325名，*BRCA2*遺伝子変異184名)では3名に腹膜癌が発症した。この3例はいずれも*BRCA1*遺伝子変異をもつ症例であった。すなわち，RRSO後の腹膜癌の発生も十分考慮し，摘出された付属器の詳細な病理組織学的検索が必要である。

1974年から2008年までに*BRCA1/2*遺伝子変異が確認された2,482名を対象に，RRSOがその後の卵巣癌・乳癌の発症リスク低減と総死亡率低下に及ぼす影響に関する前方視的な多施設共同コホート研究結果が報告されている。本研究では，RRSOはその後の卵巣癌発症リスクを，*BRCA1*，*BRCA2*遺伝子変異陽性者のいずれでも乳癌の既往の有無にかかわらず低減し，さらに卵巣癌・乳癌をはじめ全ての原因を問わず死亡率を低下させる(平均観察期間4.6～8.4年)と結論付けている。

RRSOをどの時期に行うべきであるかに関しては，明確な結論は出ていない。一方，卵巣癌・卵管癌のリスク低減の目的では，挙児希望がなければ摘出は40歳までに行うのがよいとされるが，少数例での報告しかない。NCCNガイドライン2014年版では35～40歳の出産終了時または家系で最も早い卵巣癌診断年齢に基づく年齢でのRRSOを推奨している。また，一般的に閉経前での卵巣摘出後にはホルモン補充療法(HRT)を行うことが望ましいが，HBOCにおいてはHRTの乳癌発症リスク低減効果への影響に関する報告は未だ少数例を対象とした非RCTのみで，今後の症例蓄積が望まれる。

卵巣がん治療ガイドライン 2015 年版

CQ 06

腹腔鏡下手術は可能か？

> **推奨**
> ①現時点では開腹手術に代わる標準手術ではない（グレード C2）。
> ②進行癌の腹腔内観察，組織採取を目的とした腹腔鏡下手術は，開腹手術に代わる可能性がある（グレード C1）。

腹腔鏡下手術を行う場合には，日本産科婦人科内視鏡学会技術認定医または日本内視鏡外科学会技術認定医と日本婦人科腫瘍学会婦人科腫瘍専門医を加えたチームまたは指導体制により，研究的治療として行うべきである。

● 解説 ●

　早期卵巣癌に対する腹腔鏡下ステージング手術と開腹手術との比較では，修練を積んだ婦人科腫瘍専門医が行えば生存率に差がないと考えられ，腹腔鏡下手術は，出血量が少なく入院期間も短いとされている。また，進行卵巣癌や，不完全な手術が初回になされた症例では，腹腔内病変の観察や進行期の決定において腹腔鏡が有効である。アップステージ率も同等とする報告が多く，腹腔内転移を伴う進行卵巣癌症例において，炭酸ガス気腹はその生存率には影響がないとされているが，開腹手術に比べ，卵巣腫瘍の被膜破綻が高率に起こるとする報告

卵巣癌

や，トロカー挿入部へ転移するという報告があり，開腹手術と比べて明らかに優れているとは言い難い。一方でNCCNガイドライン2013年版では，腹腔鏡下手術は，術前にⅠ期と考えられ，定型的な術式を行い得る症例に対してはその経験が豊富な婦人科腫瘍専門医が行うことが考慮されるとしている。本邦の『産婦人科内視鏡手術ガイドライン2013年版』では，日本産科婦人科内視鏡学会技術認定医・日本内視鏡外科学会技術認定医と日本婦人科腫瘍学会婦人科腫瘍専門医を加えたチームまたは指導体制により行う早期卵巣癌に対する腹腔鏡下手術は，現時点では推奨するだけの根拠が明確ではないとしている。さらに，進行卵巣癌での腹腔内観察・組織採取を目的にした腹腔鏡下手術は開腹手術に代わる選択肢になり得るとするも，腫瘍減量術については現時点では奨められないとしている。

　いずれにしても，卵巣癌に対する腹腔鏡下手術の報告には現在のところRCTがなく，科学的根拠に乏しいと言わざるを得ない。また，現時点で保険収載もされておらず，非常に限られた臨床状況での治療選択となる。

卵巣がん治療ガイドライン 2015 年版

CQ 07
術中迅速病理検査が奨められる症例は？

推奨
術前評価，術中所見で良性・境界悪性・悪性の判定が困難な症例には，術式決定のために術中迅速病理検査が奨められる(グレード B)。

● 解説 ●

　内診，超音波断層法検査などの画像診断，腫瘍マーカーで術前に境界悪性や悪性が疑われる症例には，術中迅速病理検査を行うことのできる高次医療機関に紹介することが推奨される。また，術前に境界悪性や悪性が疑われなくとも術中に良性・境界悪性・悪性の判定がつかない症例に対しても，可能な限り術中迅速病理検査を考慮する。

　卵巣腫瘍における手術術式は，その組織型や悪性度によって決定される。このことから，術前評価，術中所見で術式決定が困難な場合には，治療方針を決定する上で術中迅速病理検査が重要である。卵巣腫瘍の迅速診断の正診率（最終診断との一致率）は 91〜97％，上皮性境界悪性腫瘍での正診率は 65〜84％と低く（感度 44〜87％，特異度 64〜98％），過大評価より過小評価される傾向にあることが指摘されている。

　特に，粘液性腫瘍でこの傾向が強い。術中迅速病理検査には以下のような限界がある。一つは，時間的制約に

卵巣癌

より作製できる標本数が限られるため，良悪性が混在する巨大な腫瘍においては，サンプリングされた部位が必ずしも最高病変ではない場合がある．特に，巨大な粘液性腫瘍で問題になることが多い．また，凍結標本を用いるためホルマリン固定パラフィン包埋標本に比べて二次的変化(標本の折れ曲がり，核腫大，核不整)をきたしやすく，質的判断が困難な場合がある．これらの術中迅速病理検査の限界に対する策としては，まず，検体を提出する際には原則として卵巣腫瘍全体を提出し，担当病理医が肉眼所見の詳細な観察と標本採取を行うことである．術者が特定部位の検索を望む場合には，インクや縫合糸で印をつけ，その旨を申込書に記載し提出する．また，病理医に必要な臨床情報(年齢，既往歴，家族歴，他臓器癌の有無，腹腔内所見，他臓器転移の有無，血中ホルモン値，腫瘍マーカー)を確実に伝えておくことや，場合によっては術式選択に必要な病理所見を具体的に病理医に問いかける必要がある．患者に対しては，上記の限界を術前によく説明し，最終診断が変更され得ることへの理解を得ておく．その他，病理組織学的診断での留意点として，腸型粘液性腫瘍が両側性である場合もしくは片側性でも10 cm以下である場合は，卵巣原発より転移性腫瘍の可能性が高いことが予想される．

卵巣がん治療ガイドライン 2015年版

CQ 08

術後に卵巣癌と判明した症例の取り扱いは？

> **推奨**
>
> 再開腹による staging laparotomy が奨められる（グレード B）。

● 解説 ●

　卵巣癌では，腫瘍因子としての進行期，治療因子としての手術完遂度は重要な予後因子であることから，初回手術においては，進行期の決定に必要な手技を含む術式としての staging laparotomy と，腫瘍の完全切除を目指した最大限の腫瘍減量術（debulking surgery）を行うことが原則である（CQ01，CQ02 参照）。

　早期癌において，術中所見で確認し得ない病巣が存在し，術後病理組織学的検査において，最終的な手術進行期が臨床的診断よりもアップステージされる可能性がある。過去の報告では，不十分なステージングの症例に対し，再開腹による staging laparotomy を施行したところ，16〜50％の症例でアップステージされた。その根拠となった病巣は，骨盤腹膜，腹腔細胞診，横隔膜，後腹膜リンパ節，卵管および卵管間膜，大網，S 状結腸など広範囲にわたる。アップステージされた症例は，低分化腺癌や漿液性腺癌で多いとされ，組織型や grade との相関はなかったとする報告もある。アップステージされた症例の中で肉眼的に腫瘍の所見がなかった場合が

卵巣癌

その1/3～2/3程度を占めるとされ，肉眼的に腫瘍を認めない大網への転移は22%に，肉眼的に正常な虫垂への転移は2.8%に認められたとの報告もある。また，臨床的にⅠ期と推定された早期癌においての後腹膜（骨盤・傍大動脈）リンパ節への転移率は10%前後とされている。

肉眼的に腫瘍が卵巣に限局すると考えられても潜在的な転移病巣がstaging laparotomyで確認されるケースは少なくない。潜在的な転移病巣の検出による正確なステージングの観点から，初回手術で十分なステージングが行われていない場合には，診断的意義において広範囲にわたる検索を目的とした再開腹によるstaging laparotomyを行う。また，staging laparotomyを施行しなかった症例は施行した症例と比較して再発リスクが高く，正確なstaging laparotomyの実施は予後因子の一つである。前方視的RCTの解析からも，術後化学療法を施行していない群ではstaging laparotomyの施行により再発および死亡リスクが有意に低下し，正確なstaging laparotomyの実施は治療的意義においても重要である。なお，十分なstaging laparotomyを行うことができない場合には，婦人科腫瘍専門医のいる高次医療機関でこれを行うことを推奨する。

原則として卵巣癌においては初回手術における腫瘍の完全切除を目指すべきであるが，それが不可能な症例に対して数サイクルの化学療法施行後のIDSの有用性も示されている（CQ14参照）。

卵巣がん治療ガイドライン 2015 年版

CQ 09
推奨される初回化学療法のレジメンは？

推奨
① TC 療法（conventional TC 療法）が強く奨められる（グレード A）。
② Dose-dense TC 療法も奨められる（グレード B）。

● 解説 ●

2004 年の The 3rd International Ovarian Cancer Consensus Conference を経て TC 療法が世界的に標準療法となった。TC 療法に対して生存期間を延長したレジメンは，腹腔内化学療法とパクリタキセルの毎週投与法（dose-dense TC 療法）である。後者は JGOG3016 で，TC 療法に比して貧血を惹起しやすいがその他の毒性は同等で，QOL の低下も認めなかった。

TC 療法は，適切な過敏性反応対策の下でパクリタキセル（175 mg/m^2 または 180 mg/m^2）を 3 時間かけて静脈投与し，その後にカルボプラチン（AUC 5 または 6）を 1 時間で静脈投与する。投与間隔は 3 週間，6 サイクルを目標とするのが標準である。Dose-dense TC 療法では，パクリタキセル 80 mg/m^2 を 1 時間かけて毎週静脈投与するが，カルボプラチン（AUC 6）は 3 週間隔である。

カルボプラチンの投与量の算出では，日常診療では Cockcroft や Jelliffe の報告に基づく糸球体濾過量

卵巣癌

(GFR)算出のための簡便法をもとにAUCを算出する。血清クレアチニン値は測定法により差が出ることがあり，自施設での測定法を確認しておく。また，多くの臨床試験ではカルボプラチン投与量の上限や血清クレアチニン値の最低値が設定されている。

Cockcroft式
GFR＝{(140－年齢)×体重}／(72×血清クレアチニン値)×0.85

Jelliffe式
GFR＝{98－0.8×(年齢－20)}／血清クレアチニン値×体表面積／1.73×0.9

Calvert式
カルボプラチン投与量＝目標AUC×(GFR＋25)

　各サイクルにおける投与開始基準や減量基準に関してJGOG3016実施要綱では，Grade 2以上の骨髄抑制やGrade 3以上の非血液毒性がある場合には投与を延期して，改善が認められてから投与を開始している。発熱性好中球減少や発熱を伴わない7日間以上のGrade 4の好中球減少，またはGrade 3の出血傾向を伴う血小板減少もしくは10,000/mm^{3}未満の血小板減少が認められた際にはカルボプラチンを減量し，Grade 2以上の神経毒性ではパクリタキセルを減量している。また，Grade 3以上の神経毒性が発生し，Grade 2以下に改善しない神経毒性の症例には，パクリタキセルを中断し回復を待つか，あるいはドセタキセルへの投与薬変更などが考慮される。

卵巣がん治療ガイドライン 2015 年版

CQ 10

TC 療法以外に推奨される初回化学療法のレジメンは？

推奨

①ドセタキセル＋カルボプラチン（DC 療法）が奨められる（グレード B）。
②シスプラチン単剤あるいはカルボプラチン単剤が考慮される（グレード C1）。

● 解説 ●

　DC 療法（ドセタキセル 75 mg/m^2＋カルボプラチン AUC 5）と TC 療法（パクリタキセル 175 mg/m^2＋カルボプラチン AUC 5）を投与間隔 3 週間で施行した RCT（SCOTROC1）において，奏効率，PFS で両者に差を認めなかった。DC 療法の長期予後への寄与は確定していないが，末梢神経障害の合併症が危惧される症例，アルコール不耐例に対しては，DC 療法の選択が考慮される。ただし，その場合は浮腫対策としてステロイド投与が必要となる。

　TC 療法や DC 療法以外に従来の CAP 療法（シクロホスファミド＋アドリアマイシン〔ドキソルビシン塩酸塩〕＋シスプラチン），CP 療法（シクロホスファミド＋シスプラチン），またはプラチナ単剤が挙げられるが，ICON3 のデータによれば，いずれも生存率への効果に差を認めていない。よって，タキサン製剤の投与が困難

な症例,臨床試験で不適格となるような全身状態不良の症例,および高齢者に対しては,毒性の少ないプラチナ単剤が考慮される。

タキサン製剤の投与が困難な症例に対するその他のオプションとして,PLD-C 療法(リポソーム化ドキソルビシン+カルボプラチン)が挙げられる。MITO-2 のデータによれば,TC 療法(パクリタキセル 175 mg/m^2+カルボプラチン AUC 5)と PLD-C 療法(リポソーム化ドキソルビシン 30 mg/m^2+カルボプラチン AUC 5)の投与間隔 3 週間の比較において,奏効率,PFS,OS で差を認めなかった。PLD-C 療法では,神経障害,脱毛は TC 療法より頻度が低いが,血液毒性(特に血小板減少)のために投与延期の頻度が 30〜40%と高くなった。PLD-C 療法は生存期間において TC 療法と同等であったが毒性が強いため,必ずしも DC 療法もしくはプラチナ単剤を上回るものではない。

卵巣がん治療ガイドライン 2015 年版

CQ 11

術後化学療法が省略できる条件は？

推奨

Staging laparotomy によって確定した Ⅰa・Ⅰb 期かつ grade 1 の症例である(グレード B)。

● 解説 ●

　早期卵巣癌の予後因子には FIGO 進行期，組織型，組織学的分化度などがある。なかでも組織学的分化度は早期卵巣癌における最も重要な独立予後因子とされ，病期とともに治療方針決定に用いられている。

　早期卵巣癌においては staging laparotomy を行った上で病期を正確に診断することが重要とされており，どこまで確実にステージングしたかが再発のリスク因子となるとされている。

　1990 年代に早期卵巣癌における術後化学療法の有効性を検討した前方視的 RCT が行われた。ACTION 試験は Ⅰa 期，grade 1 以外の Ⅰ期を化学療法群と経過観察群に分けて追跡し，化学療法施行群において無再発生存期間が有意に改善したと報告した。ICON1 では OS と無再発生存期間のいずれも術後化学療法群が有意差をもって改善しており，術後化学療法の有用性を示した。

　この 2 つの論文にさらに 3 つの RCT を加えたメタアナリシスでは，術後化学療法の予後改善における有用性を認めた上で，staging laparotomy により診断された

卵巣癌

場合は，Ⅰa・Ⅰb期かつgrade 1，2であれば術後化学療法が省略できる可能性があるとしている。

NCCNガイドライン2013年版では，staging laparotomyでの確定を前提とし，Ⅰa・Ⅰb期でgrade 1は術後化学療法をせず経過観察，grade 2は化学療法または経過観察としている。ステージングが不十分な場合，原則としてstaging laparotomyを行うことが推奨されているが，Ⅰa・Ⅰb期かつgrade 1は縮小手術や妊孕性温存手術（Ⅰa期に限る）も考慮されるとしている。一方，NICEガイドライン2013年版では，staging laparotomyが行われた場合，Ⅰa・Ⅰb期かつgrade 1，2まで術後化学療法を推奨しないとしている。

以上のエビデンスから，staging laparotomyによって確定したⅠa・Ⅰb期かつgrade 1の症例は術後化学療法を省略できる。また，grade 2症例でもstaging laparotomyが行われたⅠa・Ⅰb期では再発のリスクが低く，術後化学療法を行わなくとも良好な予後が得られているとの報告があるため，症例によっては省略可能と考えられる。

一方，Ⅰc(b)期や明細胞腺癌の取り扱いに関しては，一定の見解が得られていない。明細胞腺癌においては，高悪性度として扱われ，grade分類の対象とならないため，一般的には術後化学療法の省略条件とならない。

なお，ここで引用した組織学的分化度はWHO分類（2003）である。

卵巣がん治療ガイドライン 2015 年版

CQ 12

組織型を考慮した初回化学療法は推奨されるか？

> **推奨**
>
> 組織型によって標準療法を変更するだけのエビデンスは未だなく，奨められない（グレード C2）。

● 解説 ●

　明細胞腺癌と粘液性腺癌は，漿液性腺癌や類内膜腺癌に比べて抗がん剤による奏効率が明らかに低いことが報告されており，化学療法の個別化が試みられてきた。

　明細胞腺癌は，本邦では卵巣癌の 24％を占め，化学療法の奏効率は CAP/CP 療法で 11〜45％，TC 療法で 22〜56％と報告されている。TC 療法でより奏効率が高いとの報告が蓄積されており，現段階では明細胞腺癌に対して TC 療法が推奨される。一方，本邦ではイリノテカン＋シスプラチン（CPT-P）の併用療法が積極的に実施されてきた。これまでに行われた最も大規模な後方視的研究で，CPT-P 療法群が TC 療法群に比べ無病生存期間がやや良好であったが有意な差ではなかった。

　前方視的第Ⅱ相 RCT である JGOG3014 で，卵巣明細胞腺癌Ⅰc〜Ⅳ期を対象に初回化学療法として TC 療法（パクリタキセル 180 mg/m^2＋カルボプラチン AUC 6）と CPT-P 療法（イリノテカン 60 mg/m^2 day 1, 8, 15＋シスプラチン 60 mg/m^2 day 1）の比較を行った結果，PFS は CPT-P 療法でやや良好であったが有意差

はなかった。この結果を踏まえ，第Ⅲ相試験としてTC療法とCPT-P療法を比較する国際的RCT（GCIG/JGOG3017）が実施された。最終解析の結果，TC療法とCPT-P療法の間でPFSならびにOSにおいて有意な差は認められなかった。また，明細胞腺癌で高頻度に発現しているmTORを阻害する薬剤であるテムシロリムスをTC療法に上乗せする第Ⅱ相試験が，Ⅲ・Ⅳ期明細胞腺癌の初回治療を検討する国際共同試験として行われている。

粘液性腺癌は，本邦において卵巣癌の11％を占めるが，特に進行癌では原発と転移との鑑別は困難であり，大腸癌をはじめとする消化器癌からの転移が多いことが示唆される。原発性卵巣粘液性腺癌と診断された症例の化学療法奏効率は13〜26％と極めて低い。現状では全組織型での結果に従いTC療法が推奨されるが，新たな治療法が模索されている。本邦において，消化器癌に有効とされるオキサリプラチンおよびS-1併用療法の第Ⅱ相試験が卵巣粘液性腺癌の進行・再発例に対して行われた結果，奏効率は13％，disease-control rateは68％であった。また，GOG主導でⅡ〜Ⅳ期の初回治療例，ならびにⅠ期の再発例を対象にTC療法とオキサリプラチン，カペシタビン併用療法とこの両者にベバシズマブを加えた4群を比較する国際的第Ⅲ相試験が行われている。

その他の組織型については，癌肉腫を含め，組織型を考慮した初回化学療法の前方視的研究は報告されていない。

卵巣がん治療ガイドライン 2015 年版

CQ 13

腹腔内化学療法は初回化学療法として推奨されるか？

推奨

Optimal surgery ができた進行症例に対しては，腹腔内化学療法を選択することは考慮される(グレード C1)。

● 解説 ●

1994 年以降，米国を中心に IP 療法についていくつかの RCT 結果が報告され，3 つの試験で生存の有意な改善がみられている。SWOG8501/GOG104 ではⅢ期(残存腫瘍径 2 cm 以下) 546 例に対して，シスプラチン iv＋シクロホスファミド iv と，シスプラチン ip＋シクロホスファミド iv を投与し検討している。生存期間中央値(41 カ月 vs. 49 カ月)，死亡リスク(ハザード比 0.76) ともに IP 群の方が有意に良好であり，有害反応に関しても IP 群が軽微で，腹腔内投与法の優位性が報告されている。GOG114/SWOG9227 ではⅢ期(残存腫瘍径 1 cm 以下) 462 例に対して，パクリタキセル iv＋シスプラチン iv と，カルボプラチン iv 2 サイクル＋パクリタキセル iv＋シスプラチン ip を投与し検討している。IP 群で PFS の有意な延長(22 カ月 vs. 28 カ月)と OS の延長(52 カ月 vs. 63 カ月)を認めたが，毒性も強く，標準的治療としては推奨できないとされた。GOG172 ではⅢ期(残存腫瘍径 1 cm 未満) 415 例に対

卵巣癌

し，パクリタキセル iv＋シスプラチン iv と，パクリタキセル iv＋シスプラチン ip＋パクリタキセル ip (day 8) を投与し検討している。IP 群で PFS (19 カ月 vs. 24 カ月) および OS (49 カ月 vs. 67 カ月) が有意に延長したと報告されている。

　NCI は 2006 年にメタアナリシスを行い，IP 療法が従来の静脈内投与法に比し死亡リスクを 22％減少させたことを示した。これより「適切な腫瘍減量術が施行された Ⅲ期の卵巣癌患者に対し，シスプラチン腹腔内投与およびタキサン製剤の静脈内投与単独あるいは腹腔内／静脈内併用投与について考慮すべきである」と提言した。しかし，純粋に投与方法を置き換えただけの比較がなされておらず，試験の解釈をめぐっては海外の専門家の間でも依然として議論があり，明確な標準療法として特定のレジメンを提示することが困難な状況である。さらに，IP 群の毒性が過剰な点や，標準治療群がパクリタキセル＋カルボプラチンでない点も指摘されている。このように IP 療法の有用性は認められるものの，最適な薬剤や用量などの決定がされておらず，さらに薬剤投与法も保険収載されていないため，実地臨床では選択肢の一つにとどまると考えられる。

　IP 療法は実際の運用において，腹膜刺激による腹痛や注入カテーテルの閉塞，局所の炎症，稀に腸管穿孔など腹腔内投与法特有の合併症も存在し，カテーテルの材質選択などの特別な注意も必要である。

　なお，再発卵巣癌に対する IP 療法は多施設研究もなく，現時点では奨められない。

卵巣がん治療ガイドライン 2015 年版

CQ 14

Optimal surgery が不可能と予想される進行卵巣癌に対して，術前化学療法(NAC)＋interval debulking surgery(IDS)は推奨されるか？

推奨

初回手術で optimal surgery が不可能と予想される進行症例に，化学療法先行後の腫瘍減量術(NAC＋IDS)は選択肢として奨められる(グレード B)。

● 解説 ●

　進行卵巣癌症例に対して，初回手術時に最大限の腫瘍減量術(debulking surgery)を行い，その後化学療法を行うことが標準治療とされる。しかし，初回手術時に optimal surgery が不可能と予想される症例に対する NAC＋IDS の有用性が現在検討されている。すなわち，初回手術で optimal surgery が困難と思われるほど進行しているⅢ・Ⅳ期症例，また合併症や高齢，腹水・胸水貯留などにより全身状態が不良で初回手術が安全もしくは十分に行えない症例に対しては，周術期合併症などの面で NAC＋IDS とする治療法が妥当ではないかという考え方である。組織学的診断が不十分なため，正しく進行卵巣癌と診断できるか否かの問題点はあるが，これまで NAC＋IDS の有用性が多く示され，既に 2 つの RCT の結果が報告されている。その結果より，現時点では，初回完全手術が不可能と予想される症例には

卵巣癌

NAC+IDS は妥当な治療選択肢として考慮される。

　NAC+IDS が予後改善に寄与するかどうかに関しては後方視的な研究が多く，NAC+IDS 群と PDS 群との間で PS や年齢など患者背景に差を認めていた。近年，非ランダム化試験ではあるものの，いくつかの前方視的な研究が報告され，NAC+IDS によって optimal surgery 率の上昇，周術期合併症の減少，QOL の改善，OS の改善が確認されている。NAC+IDS に関するメタアナリシスによる予後解析には 2 つの報告があり，NAC+IDS に否定的な見解を示しているものと，NAC+IDS により suboptimal surgery となる症例が減少し optimal surgery 率が上昇するため有用であると報告しているものとがある。近年の 2 つ(EORTC55971/NCIC OV13 と CHORUS) の RCT では，Ⅲc・Ⅳ期症例を対象として TC 療法などのプラチナ製剤を含む化学療法による前方視的な試験が報告され，NAC+IDS 群と PDS 後に初回化学療法を行う群での PFS，OS は同等であり，安全面では優れていたとの結果であった。

　本邦でも NAC+IDS と現在の標準治療である PDS を比較した同様の RCT，JCOG602 が登録終了し，現在解析中である。今後，この結果も合わせ NAC+IDS が標準治療の一つの選択肢として容認されていく可能性がある。

卵巣がん治療ガイドライン 2015 年版

CQ 15

完全寛解が得られた後の維持化学療法は推奨されるか？

> **推奨**
>
> 維持化学療法の有用性は証明されておらず，奨められない（グレード C2）。

● 解説 ●

卵巣癌に対する維持化学療法についての大規模臨床試験はこれまで 5 つ報告されている。

GOG178 はⅢ・Ⅳ期を対象とし，パクリタキセル（135 mg/m^2，4 週毎）による維持療法を 3 サイクル投与する群と 12 サイクル投与する群にランダム化した試験である。中間解析において PFS に明らかな差（3 サイクル群 21 カ月 vs. 12 サイクル群 28 カ月）が判明し，中止となった。しかし，OS には有意差がみられず，Grade 2 以上の神経毒性が 3 サイクル群 15％ vs. 12 サイクル群 23％と増加することもあり，結果に関しては議論が分かれる状態であった。2009 年に報告された追跡調査結果においても PFS で有意差がみられたが，OS には有意差がみられなかった。

AGO-GINECO ではⅡb～Ⅳ期 1,308 例を対象とし，トポテカン（ノギテカン）による維持療法 4 サイクルを行う群と行わない群にランダム化したが，PFS（対照群 18.5 カ月 vs. 維持療法群 18.2 カ月）にも OS

卵巣癌

(44.5 カ月 vs. 43.1 カ月)にも有意差はみられなかった。

MITO-1 ではIc〜Ⅳ期 273 例を対象とし,トポテカン(ノギテカン)による維持療法 4 サイクルを行う群と行わない群にランダム化したが,PFS(対照群 28.4 カ月 vs. 維持療法群 18.2 カ月)にも OS にも有意差はみられなかった。

After-6 ではⅡb〜Ⅳ期 200 例を対象とし,パクリタキセル(175 mg/m^2,3 週毎)による維持療法 6 サイクルを行う群と行わない群にランダム化したが,PFS(対照群 30 カ月 vs. 維持療法群 34 カ月)にも 3 年 OS(86% vs. 78%)にも有意差はみられなかった。

早期卵巣癌のみを対象とした維持化学療法についての RCT では,TC 療法 3 サイクルの後,パクリタキセル(40 mg/m^2,weekly)による維持療法を 24 サイクル行う群と行わない群にランダム化したが,5 年以内の再発率(対照群 23% vs. 維持療法群 20%)にも 5 年 OS(86% vs. 85%)にも有意差はみられなかった上,維持療法群では有意に Grade 2 以上の神経毒性(対照群 6% vs. 維持療法群 16%),感染(8.7% vs. 20%),皮膚障害(52% vs. 70%)が多かったと報告され,有用性はないとされている。

現時点では,5 試験全てで OS の改善は示されず,GOG178 以外の 4 試験では PFS すら改善効果が示されなかったため,殺細胞性抗がん剤を用いた維持化学療法の意義は否定的と考えられ,推奨されない。しかし近年,分子標的治療薬による維持療法の有用性が報告されている(CQ18 参照)。

CQ 16

初回治療で完全寛解が得られなかった場合の対応は？

> **推奨**
>
> 追加治療(二次化学療法や放射線治療)や臨床試験への参加，あるいは best supportive care (BSC) が考慮される(グレード C1)。

● 解 説 ●

　初回治療で完全寛解が得られない場合(プラチナ製剤不応性 platinum refractory)は根治が困難である。NCCN ガイドライン 2013 年版では，初回化学療法中に癌が進行，不変，または持続する症例には，臨床試験への参加，BSC，あるいは再発治療を推奨している。治療の目標としては QOL の維持・改善，症状の緩和を第一に考え，次に延命効果について考慮される。治療の限界を十分に認識し，その方法や適応を検討する必要があり，分子標的治療薬を含めた新しい治療法の開発のためにも積極的な臨床試験への参加が望まれる。臨床試験，BSC のみ，あるいは追加治療(再発治療)を行う判断は，患者の PS，病巣部位，症状などに基づいて個別的に下すべきであり，患者の理解と協力が必要である。

　追加治療の際は初回治療と交差耐性のないものを選択するとともに，毒性を考慮して単剤による治療を選択する必要がある。したがって，有害事象が軽度で，短時間

卵巣癌

で外来治療可能なレジメンが推奨される。NCCNガイドライン2013年版では，プラチナ製剤抵抗性である場合の非プラチナ製剤を含む単剤治療薬としてドセタキセル，エトポシド内服，ゲムシタビン，リポソーム化ドキソルビシン，毎週パクリタキセル，トポテカン（ノギテカン）の6剤を推奨しているが，薬剤の奏効率はいずれも同等と考えられる（CQ26参照）。また，分子標的治療薬では唯一ベバシズマブを推奨している。プラチナ製剤不応性・抵抗性症例に対する第一選択薬は未確定であるため，個々の症例ごとに効果と有害事象を勘案しながら種々の治療法を用いて延命を図ることも重要である。プラチナ製剤不応性卵巣癌に対する化学療法の有効性は，CRとPRにstable disease（SD）を加えたdisease control rate（DCR）で評価すべきことも多い。SDで十分であることを患者に納得してもらうことも重要であり，SDの状態を可能な限り長期に維持することが，結果的に生存の延長につながると考えられる。

　初回治療で完全寛解が得られない場合には，患者のQOLの維持が優先される。特に疼痛を中心とした愁訴には積極的に対応すべきであり，疼痛緩和を目的とした放射線治療の有用性が報告されている。また，癌性腹膜炎による腹部膨満，その後の腸閉塞などの転移巣による症状にも保存的治療や外科的治療などにより積極的に対応し，患者のQOLを損なうことのないように注意する必要がある（CQ30参照）。効果的な治療が残されていない場合には，QOLを高めることを目的にしたBSCが考慮される。

CQ 17

化学療法の重篤な有害事象の対策は？

> **推奨**
>
> **過敏性反応(HSR)**
> ①パクリタキセルなどのタキサン製剤にはHSRのリスクがあるため，前投薬処置を行う(グレードA)。
> ②カルボプラチンによりHSRを発症した場合には前投薬処置だけでは再発のリスクが高く，他剤への変更や脱感作療法などが考慮される(グレードC1)。
>
> **消化器症状(嘔気，下痢)**
> ①嘔気に対しては対応するガイドラインを参照の上，制吐剤を適切に使用する(グレードA)。
> ②軽症の下痢には止痢剤の内服治療を行う。他に合併症を伴う重症例では輸液，抗菌薬投与など早期の積極的な治療を行う(グレードA)。
>
> **骨髄抑制・発熱性好中球減少症**
> 対応するガイドラインを参照の上，抗菌薬やG-CSF製剤を適切に使用する(グレードA)。

● 解説 ●

　化学療法による有害事象の主なものとして過敏性反応(HSR)，消化器症状(嘔気，下痢)，そして骨髄抑制・発熱性好中球減少症が挙げられる。

　HSRは重大な有害事象の一つであり，パクリタキセルは早期発症型，カルボプラチンは後期発症型に分類さ

卵巣癌

れる。パクリタキセルの過敏反応は初回または 2 回目の投与に多く，全身の紅斑，頻脈，胸部苦悶感，呼吸困難，高血圧，低血圧などが出現する。予防には前投薬が必須とされ，投与 30 分前にデキサメタゾン 20 mg，ラニチジン 50 mg を静注しジフェンヒドラミン 50 mg を経口投与する方法が一般的である。これによる HSR の頻度は軽症も含め 4.7％，重症は 0.7％と報告されている。ドセタキセルにも HSR の可能性があることは認識しておく必要がある。プラチナ製剤が原因の HSR としては，カルボプラチンを反復投与した場合に生じることが多く（6〜21 回，平均 8 回），反復投与された症例の約 10％に生じるとされる。注意すべき点は，プラチナ製剤では単純な再投与で HSR が再発する可能性が高いことである。前投薬の強化により再投与可能な例もあるが，多くは数サイクル以内に再び HSR が発症してしまうため，非プラチナ製剤への変更，他のプラチナ製剤への変更，脱感作療法などが行われる。脱感作療法は最も多く採用されている方法であるが，溶液の調製，投与方法，HSR 出現時の対応など，標準とされる方法は定まっておらず，施設ごとに様々なプロトコールで行われている。

合併症のない下痢に対してはロペラミド投与が標準治療である。下痢に加えて，発熱，好中球減少，出血，脱水などを合併している症例は，輸液，抗菌薬投与など早期の治療が必要とされる。イリノテカンには早発性と遅発性の下痢があり，早発性の下痢はコリン作動性でアトロピンが効果的である。ASCO のガイドラインではオクトレオチドがロペラミド無効例に対する二次化学療法とされているが，本邦では保険適用がない。

卵巣がん治療ガイドライン 2015 年版

CQ 18

初回化学療法もしくは再発症例に対する治療薬として推奨される分子標的治療薬はあるか？

推奨

化学療法と併用して，またその後維持療法としてのベバシズマブが考慮されるが，使用する際には，慎重な患者選択と適切な有害事象のモニターが必要である（グレード C1）。

● 解説 ●

　卵巣癌で最も期待されている分子標的治療薬はベバシズマブであり，2013 年 11 月には卵巣癌に対する効能・効果追加の承認が取得された。

　これまでに，卵巣癌に対する RCT は 4 つ行われているが，初回化学療法におけるベバシズマブの代表的な臨床試験は，GOG218 と ICON7 である。GOG218 はⅢ・Ⅳ期を対象とし，アーム 1 はコントロール群として TC 療法 6 サイクル，アーム 2 は TC 療法 6 サイクルに加えてベバシズマブ 15 mg/kg，3 週毎を TC 療法 2 サイクル目から TC 療法終了後まで投与，アーム 3 は TC 療法 6 サイクルに加えてベバシズマブを 2 サイクル目より治療開始 15 カ月目まで投与する，というデザインであった。結果はアーム 3 がコントロール群（アーム 1）に対して，有意に PFS の 3.8 カ月の延長をもたらしたが，OS は差を認めなかった。

卵巣癌

　Ⅰ～Ⅳ期を対象とした ICON7 でも，TC 療法＋ベバシズマブ群(TC 療法にベバシズマブ 7.5 mg/kg を 3 週毎に併用し，TC 療法終了後ベバシズマブを同量で 3 週毎に 36 週間〔12 サイクル〕)が PFS を 1.7 カ月延長した。

　再発卵巣癌でも，プラチナ製剤感受性再発症例に，GC 療法(ゲムシタビン＋カルボプラチン)に対してのベバシズマブの上乗せ効果が確認され，プラチナ製剤抵抗性再発症例でも，化学療法にベバシズマブの上乗せ効果が確認された。

　初回治療，再発治療において PFS の延長が示されたことになるが，OS 延長をもたらした結果は未だ報告されていない。

　ベバシズマブには，特徴的な重大な有害事象として消化管穿孔，血栓塞栓症，高血圧，創傷治癒遅延，出血，蛋白尿，瘻孔，骨髄抑制，感染症，うっ血性心不全，可逆性後白質脳症症候群，ショック，アナフィラキシー，間質性肺炎，血栓性微小血管症などが報告されており，使用する際には，慎重な患者選択と適切な有害事象のモニターが必要である。GOG218 では，腸閉塞のある患者，腹部・骨盤への放射線治療歴のある患者は除外基準に設定されていたが，それでも消化管に関する有害事象(穿孔・瘻孔・出血)の頻度はベバシズマブ群で 3.4％と，プラセボ群(1.7％)よりも頻度が高く，炎症性腸疾患の治療歴，初回手術時の腸管切除が消化管穿孔のリスク因子になったと報告されている。また，卵巣癌患者は静脈血栓症を潜在的に有する場合が多いことにも留意が必要である。

卵巣がん治療ガイドライン 2015 年版

CQ 19
治療後の経過観察の間隔は？

推奨

初回治療開始から
　1〜2 年目　：1〜3 カ月ごと
　3〜5 年目　：3〜6 カ月ごと
　6 年目以降：1 年ごと
を目安とする（グレード C1）。

● 解 説 ●

　NCCN ガイドライン 2013 年版では最初の 2 年間は 2〜4 カ月ごと，その後 3 年間は 3〜6 カ月ごと，5 年目以降は 1 年ごとに受診としており，ESMO ガイドラインでは最初の 2 年間は 3 カ月ごと，3 年目は 4 カ月ごと，4〜5 年目は 6 カ月ごとに受診としている。その他のガイドラインでも，最初の 2 年間は 3〜4 カ月ごと，それ以降はそれより長い間隔でよいとの緩やかな記載である。

　比較的サンプル数の多い臨床試験などの成績をみると，無再発生存期間中央値は，Ⅰ・Ⅱ期の高リスク症例で 22〜29 カ月，進行卵巣癌では 17〜21 カ月程度であることから，最初の 2 年間は 3 カ月程度の比較的短い間隔での観察が必要と考えられる。再発の 95％は 4 年以内に発生し，ほとんどの再発が 8 年以内に認められるので，5 年程度無再発で経過した後は，観察間隔を

卵巣癌

あけることも可能と考えられる。

　近年，CA125 上昇のみによる早期治療は，卵巣癌再発の生存率を改善しないという報告や，再発時点において有症状の症例と無症状の症例間で生存率に差がなかったため，定期的な経過観察では患者の臨床転帰を改善しないという報告がある。しかし，定期的な経過観察により無症状で再発を見つけ手術を施行することで生存率を改善するという報告もある。定期的な経過観察により予後を改善できるかどうかは未だ明らかではなく，今後のエビデンスの蓄積が必要である（CQ21 参照）。

卵巣がん治療ガイドライン 2015 年版

CQ 20

治療後の経過観察で実施すべき診察・検査項目は何か？

> **推奨**
> ①問診，内診は，毎回行うことが考慮される（グレードC1）。
> ② CA125 測定，経腟超音波断層法検査，CT 検査は必要に応じて適宜考慮される（グレードC1）。

● 解 説 ●

　卵巣癌初回治療後の経過観察で，ルーチンとして行うべき診察・検査項目については，NIH consensus statement では，問診，理学的所見，内診，直腸診を実施し，CA125 測定を測定することと記載されている。また，ESMO の clinical recommendation には，問診，内診を含めた理学的所見と CA125 測定を毎回実施し，CT 検査は臨床的もしくは CA125 により再発を疑った時のみに実施すると記載されている。NCCN ガイドライン 2013 年版によると，問診，内診のほか，CA125 の測定を毎回の必須事項とし，画像診断は必要に応じて実施と記載されている。

　問診では，再発に伴う腸閉塞，腹水貯留，胸水貯留などによる症状である腹痛，嘔気・嘔吐，腹部膨満感，腹部腫瘤感，息切れなどの有無を確認することが重要である。再発卵巣癌 80 例を後方視的に検討したところ，再

卵巣癌

発時点では 51％ が何らかの理学的所見を有していたが，理学的所見が発見の契機であったものは 3 例 (3.8％) しかなかった。また，経腟超音波断層法検査は，腹水やダグラス窩播種の検出に有用である。

CA125 は卵巣癌では最も陽性率の高い腫瘍マーカーであり，35 U/mL をカットオフ値とすると 80〜85％ が陽性を示す。再発卵巣癌では 80％ 以上が陽性を示し，理学的所見や画像所見の出現する 3〜5 カ月前から上昇する。治療後では原則として両側付属器摘出術がなされているので，閉経後女性と同様に考えてカットオフ値を 15〜20 U/mL とすべきとの意見もある。

CT は再発のスクリーニングとして汎用されているが，具体的な検査の間隔や時期についてのエビデンスはない。また，撮影範囲に胸部を含めることは，肺転移が稀であるため，腹腔・骨盤内に病変が明らかでない場合のスクリーニングとしては不要であるという報告がある。NCCN ガイドライン 2013 年版でも胸部の CT 検査は必要な場合とされており，一次スクリーニングには含まれていない。

PET/CT はメタアナリシスによると，非常に高い感度と特異度を示している。その特性を生かして，再発が疑われた場合の治療方針を決める上で重要な検査になりつつある。しかし，現時点では実施できる施設が少ないこと，検査自体が高価であることから，一次スクリーニング検査としては推奨できない。

卵巣がん治療ガイドライン 2015 年版

CQ 21
無症状で CA125 上昇のみに基づく再発治療の介入は推奨されるか？

> **推奨**
> CA125 上昇のみに基づく早期治療介入は，必ずしも奨められない (グレード C2)。

● 解説 ●

　無症状の症例における CA125 の再上昇に対する化学療法に関しては，未だ十分なコンセンサスが得られているとはいえない。

　再発卵巣癌に対する早期治療のメリットに関して，2010 年に MRC OV5/EORTC55955 の結果が報告された。本試験では，CA125 が陰性化した卵巣癌治療後の症例を経過観察し，CA125 が正常上限の 2 倍を超過した時点で，CA125 上昇のみで治療開始する群（早期治療群）と臨床症状や徴候の出現をもって治療開始する群（待機治療群）にランダム化された。早期治療群に割り付けられた患者にはその結果が知らされ，28 日以内に二次化学療法が開始された。一方，待機治療群では主治医，患者ともに結果は知らされずに再発による症状，徴候出現まで治療は行わず，臨床的診断に基づく再発が確認されてから初めて治療が開始された。早期治療群は待機治療群より二次化学療法が中央値で 4.8 カ月，三次化学療法が同じく 4.6 カ月早く開始された。主要評価

卵巣癌

項目は OS であったが，早期治療群のランダム化からの生存期間の中央値は 25.7 カ月であったのに対し待機治療群は 27.1 カ月と両群間の差を認めなかった。また，早期治療群では，待機治療群と比較して有意な QOL の低下が報告された。

　以上より，CA125 上昇のみに基づく化学療法の早期開始は，否定的な結果が示されただけでなく，経過観察における CA125 測定の価値も懐疑的であると結論付けた。しかし，この臨床研究については以下のような問題点が指摘されている。①予後因子として重要な位置付けにある残存腫瘍の評価がなされていない，②化学療法が必ずしも現在の薬剤選択のスタンダードに基づく最適なものでない，③化学療法以外に二次腫瘍減量術などの外科的治療の考慮される割合が極めて少ない。この臨床試験から導かれることは，腫瘍マーカー上昇症例に対する早期治療介入が，必ずしも推奨されないということである。しかしながら，CA125 の定期的測定は再発腫瘍発見のきっかけとなり得る有用な経過観察手段であり，それ自体を否定するものではない。

卵巣がん治療ガイドライン 2015 年版

CQ 22

ホルモン補充療法(HRT)は推奨されるか？

> **推奨**
> ホルモン補充療法(HRT)は，個々の症例において，そのメリット・デメリットを十分に説明した上で慎重に考慮する(グレード C1)。

● 解説 ●

　卵巣癌の基本術式には両側卵巣摘出術が含まれており，閉経前女性では治療に伴う急激なエストロゲンの消退は更年期障害，脂質異常症，骨粗鬆症などによりQOLを低下させる可能性がある。卵巣癌の25％以上は50歳未満であり，さらに，非担癌女性に対する検討で，45歳以下で両側卵巣を摘出しエストロゲン補充されなかった群では，非摘出群または卵巣摘出後エストロゲン補充群に比して生存率が低いと報告されている。卵巣摘出後のエストロゲン欠落症状への対応は，QOLの維持改善のみならず，生存率にも寄与する可能性がある。

　上皮性境界悪性腫瘍を含む卵巣癌症例799例を対象とした最も大きなコホート研究では，HRT施行群は未施行群に比して5年生存率が有意に良好であったと報告している。この研究はRCTではないため，予後良好な症例ほどHRTを希望する選択バイアスが影響している懸念があり，HRTが卵巣癌の予後に良い影響を与えると結論付けることはできない。しかし，その他の報告

卵巣癌

でも，HRT施行群と未施行群の間で，再発率，無病生存率，全生存率に有意な差は認められていない。また，報告では一部に担癌状態や化学療法中の症例が含まれていた。

　これらの報告から，卵巣癌患者に対するHRTは再発のリスクを高めないと考えられ，エストロゲン投与によりQOL改善が期待される場合にはHRTの施行が考慮され得る。しかし，大規模なRCTが存在しないため，再発に及ぼす影響のみならず，HRTを施行した場合の血栓症リスクなどを含めた安全性の検証も未だ十分ではない。また，投与するホルモン剤の種類，投与量，投与経路，投与時期，そして投与開始時期についてのコンセンサスが得られていない。施行にあたっては，個々の患者の状態（子宮残存の有無，肝機能障害や血栓症リスクなど）を勘案し，メリットとデメリットを十分に説明した上で同意を得ることが重要である（HRTの施行に際しては，HRTガイドラインを参照）。

　胚細胞腫瘍は多くが若年者に発症し，この場合は健側卵巣を温存することが一般的となっていることからも，自然閉経に伴うHRTは一般的な適応で施行できると考えられる。性索間質性腫瘍は稀であり，HRTの疾患への影響を示すエビデンスがない。そのなかで，顆粒膜細胞腫では，エストロゲン産生性であり血中エストロゲン値が再発マーカーとなり得ることから，HRTの施行は避けた方がよいという意見もある。

卵巣がん治療ガイドライン 2015 年版

CQ 23

上皮性境界悪性腫瘍に対して推奨される手術術式は？

推奨

①両側付属器摘出術＋子宮全摘出術＋大網切除術＋腹腔細胞診に加え，腹腔内精査が奨められる(グレード B)。
②腹腔内の検索を行った上，腹膜病変の疑いがあれば摘除し，ない場合は複数箇所の腹膜生検が考慮される(グレード C1)。
③妊孕性温存が必要な症例では，患側付属器摘出術＋大網切除術＋腹腔細胞診に加え，腹腔内精査が考慮される(グレード C1)。

● 解説 ●

　基本術式は，両側付属器摘出術＋子宮全摘出術＋大網切除術＋腹腔細胞診であり，staging laparotomy として腹腔内の検索を行った上，腹膜病変の疑いがあれば摘出し，ない場合は複数箇所の腹膜生検を行う。粘液性腫瘍の場合は転移性腫瘍を除外するために虫垂切除術の追加を考慮する。

　リンパ節病変が疑われる場合には生検を行い病理組織学的診断を得る必要があるが，系統的後腹膜リンパ節郭清は必要ないとされる。

　妊孕性温存を考慮する場合，術中所見でⅠ期の症例に

上皮性境界悪性腫瘍

対しては，子宮と少なくとも健側の付属器を温存することが許容される．しかし，妊孕性温存手術を行った症例は基本術式に比べ再発率が高いことが報告されている．特に，腫瘍摘出術症例において再発率が高いため，患者に十分な説明を行いインフォームド・コンセントを得ておく必要がある．そして，妊孕性温存希望がなくなった時点で再手術（基本術式）を考慮する．

上皮性境界悪性腫瘍は卵巣癌と異なり，再発した場合でも，腫瘍の摘出を行うことで良好な予後が得られることが報告されている．一方，浸潤癌として再発することが妊孕性温存手術を行った症例の2～3％にみられ，死亡例も報告されている．そのリスク因子としては，手術時の浸潤性腹膜インプラントの存在および腫瘍残存の2つがある．したがって，妊孕性温存手術を行う際は，術中に腹腔内の検索を十分に行うことが重要である．

進行境界悪性腫瘍の妊孕性温存に関しては報告が少なく，十分なエビデンスが存在しないため，個別に慎重に対応すべきである．

良性腫瘍として手術が行われ，術後の病理組織学的検査により初めて上皮性境界悪性腫瘍と判明した場合の対応として，妊孕性温存が必要な場合は，十分な腹腔内検索を含めた妊孕性温存手術が原則である．ただし，先行手術で浸潤性腹膜インプラントがないことが確認されていれば経過観察も許容される．一方，妊孕性温存の必要がない場合や残存腫瘍，浸潤性腹膜インプラントが疑われる場合は，再手術（基本術式＋staging laparotomy）により進行期決定を行うことが考慮される（フローチャート2参照）．

卵巣がん治療ガイドライン 2015 年版

CQ 24

上皮性境界悪性腫瘍に対する化学療法の適応と推奨されるレジメンは？

推奨

肉眼的に残存腫瘍のある症例や浸潤性腹膜インプラントの症例では，卵巣癌に準じてプラチナ製剤，タキサン製剤による術後化学療法を行うことも考慮される（グレード C1）。

● 解説 ●

　卵巣癌とは異なり，化学療法の有用性は証明されていない。早期の上皮性境界悪性腫瘍に対する術後化学療法は生存率を改善しないことが示されている。一方，進行例では一定の治療効果は示されているものの，RCT が存在しないため，確立された治療方針や化学療法のレジメンはない。後方視的な研究で手術後残存腫瘍のある症例や浸潤性腹膜インプラント症例を含むⅢ・Ⅳ期では，術後化学療法の有無で無再発生存期間が変わらないという報告もある。また，NCCN ガイドライン 2013 年版では，浸潤性腹膜インプラントの症例に対しては，経過観察もしくは卵巣癌に準じた治療を行うことが考慮されるとしている。化学療法レジメンとしては，卵巣癌に準じて最近ではプラチナ製剤，タキサン製剤が用いられている。

CQ 25

上皮性境界悪性腫瘍治療後の経過観察で留意すべき点は？

推奨

上皮性境界悪性腫瘍では，治療後 10 年以上の長期的な経過観察が考慮される(グレード C1)。

● 解説 ●

　NCCN ガイドライン 2013 年版では，浸潤性腹膜インプラントは経過観察もしくは卵巣癌に準じた術後治療を考慮するとし，非浸潤性腹膜インプラントの場合は経過観察としている。そして，治療後 5 年間は 3〜6 カ月間隔，その後は 1 年 1 回の定期診察を推奨している。問診，内診，経腟超音波断層法検査，CA125 測定を行う。

　漿液性境界悪性腫瘍で腹膜インプラントを有した 162 例中，45 例が中央値 31 カ月(4〜242 カ月)で再発した。再発を発見した契機は超音波断層法検査を主とする画像診断(19 例)，臨床症状(8 例)，CA125 上昇(7 例)などであった。温存した対側卵巣への再発においては，超音波断層法検査が有効であったとされる。上皮性境界悪性腫瘍は 20 年以上を経過してからの再発例もあり，長期の経過観察が必要である。

卵巣がん治療ガイドライン 2015 年版

CQ 26
Disease free interval(DFI)が6カ月未満の再発で推奨される化学療法のレジメンは？

推奨
前回治療と交差耐性のない単剤治療が奨められる(グレード B)。

● 解説 ●

　多剤併用療法が単剤療法に勝るという報告はなく，単剤による治療が基本となる。単剤によるいくつかのRCT が実施されたが，薬剤選択の基本は前回治療と交差耐性のない薬剤を選択することである。表4 は保険適用のある二次化学療法である。これらの薬剤をどの順序で用いるかについてのエビデンスは得られていない。薬剤の投与量ならびに投与間隔は海外報告と本邦における用法用量規定に基づいた目安であり，実際の治療では全身状態に応じた変更が必要である。多剤併用療法は単剤療法に比較して高い奏効率が報告されているが，必ずしも延命効果は得られず毒性も強くなることから，現時点ではその実施は臨床試験にとどめるべきである。

　また，化学療法(毎週パクリタキセル，リポソーム化ドキソルビシン，トポテカン)へのベバシズマブの上乗せ効果を検証する試験が最近発表された。化学療法単独群とベバシズマブ併用群では，併用群の方が PFS の改善が認められたが，OS に関しては有意差を認めなかった。

再発卵巣癌

化学療法感受性と TFI

再発卵巣癌の化学療法感受性に影響を与える因子として、下記の因子が重要である。

TFI：treatment free interval　前回化学療法終了後から再発治療開始までの期間

DFI：disease free interval　前回化学療法終了後から再発までの期間

PtFI：platinum free interval　前回プラチナ製剤による治療終了後から再びプラチナ製剤投与までの期間

なかでも TFI の重要性を示したものが多い。治療する立場に立ったときは、DFI が重要で、かつ再発診断から治療開始までのタイムラグはほとんどないことを考慮し、以降 DFI≒TFI として用いる。

表4　**再発卵巣癌の化学療法**(薬剤名は五十音順)

薬剤	投与量	投与スケジュール	奏効率(%)
イリノテカン	100 mg/m^2	静注、day 1, 8, 15, 4週毎	29
ゲムシタビン	1,000 mg/m^2	静注、day 1, 8, 15, 4週毎	6〜15
トポテカン(ノギテカン)	1.5 mg/m^2	静注、day 1〜5, 3週毎	12〜18
ドセタキセル	70 mg/m^2	静注、day 1, 3週毎	22
パクリタキセル	180 mg/m^2	静注、day 1, 3週毎	10〜30
リポソーム化ドキソルビシン	40〜50 mg/m^2	静注、day 1, 4週毎	10〜20
エトポシド	50 mg/m^2	経口、day 1〜21, 4週毎	27
保険適用外			
パクリタキセル	80 mg/m^2	静注、毎週	25〜45

CQ 27

Disease free interval (DFI) が 6 カ月以上の再発で推奨される化学療法のレジメンは？

> **推奨**
> プラチナ製剤を含む多剤併用療法が強く奨められる（グレード A）。

● 解説 ●

　再発卵巣癌の化学療法は，初回治療において主としてタキサン製剤＋プラチナ製剤の化学療法が施行された症例が対象になる。再発の治療目標は，症状緩和と延命である。また，再発癌に対する化学療法の奏効期間は初回化学療法の奏効期間をこえることはなく，化学療法の限界も認識すべきである。

　第Ⅲ相 RCT の結果では，プラチナ製剤の単剤療法よりもプラチナ製剤を含む多剤併用療法(TC 療法，GC 療法，PLD-C 療法)が推奨される(表5)。また，CALYPSO の結果，PLD-C 療法の TC 療法に対する PFS，OS での非劣性が証明されたが，その他のレジメン間での比較試験はない。各レジメンの毒性プロファイルを考慮して選択すべきである。また，GC 療法に対して，2013 年承認の血管新生阻害薬であるベバシズマブの上乗せ効果を証明した OCEANS の報告や，高異型度漿液性腺癌症例に対する PARP 阻害薬であるオラパリブの維持療法の有効性を示す報告がある。

再発卵巣癌

表5 再発卵巣癌の化学療法
（プラチナ製剤感受性症例に対する第Ⅲ相 RCT）

試験名（症例数）	薬剤	結果
ICON4/ OVAR 2.2 (802例)	プラチナ+タキサンを含む化学療法 (80%：TC療法, 10%：TP)	primary endpoint：OS OS 29カ月 vs. 24カ月でプラチナ +タキサンを含む化学療法が良好
	プラチナを含む古典的化学療法 (71%：カルボプラチン単剤, 17%：CAP)	
OVAR 2.5 (365例)	カルボプラチン AUC 4　day 1 +ゲムシタビン 1,000 mg/m² day 1, 8	primary endpoint：PFS PFS 8.6カ月 vs. 5.8カ月 併用群で良好
	カルボプラチン AUC 5　day 1	
CALYPSO (976例) (非劣性試験)	カルボプラチン AUC 5 +リポソーム化ドキソルビシン 30 mg/m²	primary endpoint：PFS PFS 11.3カ月 vs. 9.4カ月で PLD-C が TC と同等
	カルボプラチン AUC 5 +パクリタキセル 175 mg/m²	
OCEANS (543例)	カルボプラチン AUC 4　day 1 +ゲムシタビン 1,000 mg/m² day 1, 8	primary endpoint：PFS PFS 12.4カ月 vs. 8.4カ月 GC+BEV 併用群で良好
	カルボプラチン AUC 4　day 1 +ゲムシタビン 1,000 mg/m² day 1, 8 +ベバシズマブ 15 mg/kg　day 1 +維持	
OVA-301 (672例) (プラチナ製剤抵 抗性を35％含む)	リポソーム化ドキソルビシン 50 mg/m²	primary endpoint：PFS 全例：PFS 7.3カ月 vs. 5.8カ月 プラチナ製剤感受性群： PFS 9.2カ月 vs. 7.5カ月 PLD+トラベクテジン併用群で 良好
	リポソーム化ドキソルビシン 30 mg/m² +トラベクテジン 1.1 mg/m²	

卵巣がん治療ガイドライン 2015年版

CQ 28

再発に対する secondary debulking surgery (SDS) の適応と手術方針は？

推奨

① 再発時期，初回手術の状況，再発部位，病変の個数および PS などを総合的に判断して，慎重に SDS の適応を決定する(グレード C1)。
② SDS を行う際は，可能な限り腫瘍の完全切除を目指す(グレード C1)。

● 解説 ●

再発に対する腫瘍減量術が，二次化学療法と比較して予後を改善することを証明した RCT はなく，十分なエビデンスがないため，現状では SDS を標準治療として推奨することはできず，SDS の明確な適応もない。しかし，後方視的な検討により，一定期間以上の DFI を有する症例で，腫瘍の完全切除が可能な症例は，SDS によって予後が改善される可能性があると考えられており，SDS を考慮してよい。

NCCN ガイドライン 2013 年版では，SDS を施行する条件として，DFI が少なくとも 6 カ月あることとしている。DFI が 6 カ月未満の症例は化学療法抵抗性で極めて予後不良であり，SDS の効果も通常は得られないため，過去のほとんどの研究においてその対象症例となっていない。したがって，DFI が 6 カ月以上である

ことは，SDS を行うための目安と考えられる。さらに，DFI は 12〜24 カ月以上と長い方が SDS 後の予後が良好である。

SDS 後の残存腫瘍径が 1 cm 未満であることが予後と相関するという報告もあるが，腫瘍の完全切除のみが予後と相関するという報告も多く，2,109 症例によるメタアナリシスでも，完全切除だけが予後と相関していた。したがって，SDS を行う際，まずは腫瘍の完全切除を目指すべきであり，それが可能と予測される症例が SDS の適応症例となる。

腫瘍の完全切除を予測する因子として，Ⅰ・Ⅱ期の再発，初回手術時での完全切除，良好な PS，500 mL 以下と推定される腹水量，孤発性の再発，10 cm 以下の腫瘍サイズといったことが繰り返し報告されているが，それらをどのように組み合わせると正確に完全切除を予測できるのかは明らかにされていない。

なお，腸管，肝臓，脾臓，膵臓，横隔膜，腎静脈より頭側のリンパ節など，婦人科医が通常扱わない部位に再発を認めた 20 症例に対して，外科と共同で手術を行うことで良好な予後が得られたという報告がある。しかし，SDS に際して，具体的にどのような手術を行うべきかについて検討した報告は少ない。

卵巣がん治療ガイドライン 2015 年版

CQ 29

再発に対する放射線治療の適応は？

推奨

①疼痛，出血などの症状を緩和するために考慮される（グレード C1）。

②脳転移に対しては症状緩和だけでなく，予後改善のために考慮される（グレード C1）。

● 解 説 ●

再発癌に対する放射線治療の予後改善効果は，化学療法との RCT が存在しないため不明である。その対象は，骨盤内，腹腔内，リンパ節，腟断端，脳転移などの遠隔転移である。再発癌に対する放射線治療は，プラチナ製剤またはタキサン製剤抵抗性の腫瘍に対しても有効であり，適応となり得る。さらに，放射線治療の腫瘍縮小効果は一般的に良好で，奏効率は 65〜73％ と報告されている。症状の軽快が得られた症例は 50〜100％，症状が制御できた期間は中央値で 5〜11 カ月と報告されている。これらの結果から放射線治療は，再発癌によってもたらされる様々な症状，特に出血や痛みの緩和に有効である。

また，化学療法抵抗性の局所再発例への早期からの放射線治療は，予後を改善させる可能性が示唆されている。脳転移に対する放射線治療は，通常分割照射に加えて定位手術的照射（SRS）の有効性も報告されている。脳

再発卵巣癌

転移例の放射線治療奏効例は長期生存も可能なために,積極的に適応を検討する。

CQ 30

腸閉塞，腹水貯留にどのように対応するか？

推奨

腸閉塞
①オクトレオチドの投与は，嘔気・嘔吐に対して強く奨められる（グレード A）。
②姑息的手術により物理的な閉塞を解除することは，嘔気・嘔吐の改善のために奨められる（グレード B）。
③コルチコステロイドの投与は，嘔気・嘔吐の緩和のために考慮される（グレード C1）。

腹水貯留
①生命予後が 1〜2 カ月以内と予想される終末期がん患者において，腹水による苦痛がある場合には，輸液量を 1,000 mL/ 日以下にする（グレード C1）。
②腹水による苦痛の緩和目的に，病態を考慮した上で利尿薬の投与，腹水ドレナージ，腹腔静脈シャント，腹水濾過濃縮再静注法（CART）が考慮される（グレード C1）。

● 解説 ●

　悪性腫瘍に起因する消化管閉塞は卵巣がん患者にしばしば認められる。

　全身状態が良好で，閉塞部位が 1〜2 カ所であり，手術による症状改善で 2〜3 カ月以上の予後が期待できる場合には，閉塞部位の切除やバイパス術，ストーマ造設

再発卵巣癌

などの姑息的手術を考慮する。外科的治療を行うことで，消化管閉塞による症状のうち，42〜80％をコントロールすることが可能であったというメタアナリシスがある。手術適応のない症例には，消化管減圧を目的として，胃瘻を造設して間欠的に減圧することの有用性も報告されている。

コルチコステロイド投与による嘔気・嘔吐の緩和に関しては，2つの系統的レビューと，それに含まれる2つのRCTがあるが，未だ効果を示す科学的根拠は十分ではない。

オクトレオチドは，抗コリン剤であるブチルスコポラミンとのRCTが3つと，その系統的レビューが1つある。いずれのRCTでも，ブチルスコポラミン群に比してオクトレオチド群に，統計学的有意差をもって嘔気・嘔吐の改善がみられた。

腹水による患者の苦痛と輸液治療についての介入研究はない。腹部原発悪性腫瘍症例を対象に行われた多施設前方視的観察的研究では，死亡3週間前と1週間前に輸液を1,000 mL/日以上行っていた群では，1,000 mL/日未満の群に比して，腹水による苦痛スコアが有意に増悪した。

腹水に対する腹腔穿刺の効果を検討した比較試験はないが，観察研究などの結果から，有効性が認められている。Denverシャントに代表される腹腔静脈シャントと他の治療法の効果を比較した研究はないが，これまでのケースシリーズの結果では，有効性が示されている。腹水濾過濃縮再静注法（CART）は，診療報酬加算も可能で，症状緩和と腹水中自己蛋白の再利用効果が報告されている。

卵巣がん治療ガイドライン 2015 年版

CQ 31

腹膜癌に対して推奨される手術術式は？

推奨

肉眼的残存腫瘍がない状態（complete surgery）を目指した最大限の腫瘍減量術（debulking surgery）が考慮される（グレード C1）。

● 解説 ●

現時点では腹膜癌に特化したエビデンスに乏しいため，治療の原則は FIGO Ⅲ・Ⅳ期の進行卵巣癌（漿液性腺癌）のそれに準拠する。すなわち初回治療は，腫瘍減量術と化学療法を組み合わせた集学的治療である。適切な外科療法なしで治療された場合の予後は極めて不良であり，化学療法のみによる根治は不可能と考えるべきである。

腹膜癌に対する手術療法において，腹腔内腫瘍を可及的に減量することが予後を改善するため，最大限の努力が払われる（debulking surgery）。とりわけ腹膜癌の特徴として，骨盤外病変，なかでも上腹部病変（大網，横隔膜，肝，脾，腸間膜など）が存在することが多いので，これら上腹部病変を含めた病巣を最大限減量することに努めなければならない。その過程で場合により，大網切除術，横隔膜の stripping もしくは full-thickness resection，肝部分切除，脾摘出，腸管部分切除，膵尾部切除などを考慮し，加えて腹膜病変や骨盤内病変（ダ

腹膜癌・卵管癌

グラス窩病変)に対しては腹膜切除(peritonectomy)を考慮する。以上のような aggressive surgery により optimal surgery 率は有意に上昇する反面,手術侵襲が大きく,手術時間の延長や出血量の増大,さらに静脈血栓塞栓症,胸水貯留などの周術期合併症のリスクも高まるため,慎重に術式選択を行う必要がある。また,子宮への転移も稀ではないため,子宮も摘出するべきであり(子宮全摘出術),併せて両側付属器摘出術も施行する。さらに,後腹膜(骨盤・傍大動脈)リンパ節への転移も高頻度で認め,リンパ節転移陽性例の予後は不良であることから,腹腔内残存腫瘍最大径が1 cm 未満であれば,後腹膜リンパ節の系統的郭清もしくは生検を考慮する。残存腫瘍最大径が1 cm 未満であれば,その予後は1 cm 以上よりも有意に良好であり,特に顕微鏡レベルにまで減量し得た場合の予後は,3年全生存率で65〜83%と良好である。

卵巣がん治療ガイドライン 2015 年版

CQ 32
腹膜癌に対して推奨される化学療法のレジメンは？

> **推奨**
> ① TC 療法(conventional TC 療法)あるいは dose-dense TC 療法が考慮される(グレード C1)。
> ② 術前化学療法(NAC)も考慮される(グレード C1)。

● 解説 ●

　現時点では腹膜癌に特化したエビデンスに乏しいため，治療の原則は進行卵巣癌(漿液性腺癌)のそれに準ずる。すなわち初回治療は，腫瘍減量術ならびにタキサン製剤とプラチナ製剤による化学療法を組み合わせた集学的治療である。適切な外科療法なしで治療された場合の予後は極めて不良であり，化学療法のみによる根治は不可能と考えるべきである。

　腹膜癌に対する NAC は，初回腫瘍減量術における optimal surgery の完遂率を高めることが知られており，さらに近年の欧州を中心とした進行卵巣癌，卵管癌ならびに腹膜癌に対するタキサン製剤とプラチナ製剤による NAC を先行した群と PDS を先行した群の大規模 RCT の結果，OS は同等であり，手術に伴う諸合併症は前者で有意に低いことが判明し，NAC の有用性が示されている。

　JGOG3016 は，卵巣癌，卵管癌および腹膜癌に対する標準治療である 3 週毎の TC 療法と，カルボプラチ

腹膜癌・卵管癌

ンの投与法は変えずに，パクリタキセルを day 1, day 8, day 15 に 80 mg/m^2 点滴静注する dose-dense TC 療法を比較した本邦における第Ⅲ相RCTであるが，PFS 中央値は dose-dense TC 療法群が有意に長いという結果が得られた。注目すべきは，PFS に関するサブグループ解析の結果，3 つの癌腫のうち腹膜癌のハザード比が最も低く，dose-dense TC 療法の予後改善効果は腹膜癌において最も顕著であったことである。この知見より，腹膜癌に対する化学療法は，TC 療法よりも dose-dense TC 療法がより有効である可能性が考えられる。また，手術において残存腫瘍径を 1 cm 未満に減量し得た進行卵巣癌および腹膜癌に対する腹腔内化学療法の有用性が大規模 RCT で証明されたため，術後の化学療法における選択肢の一つとして考慮される。

　一般に腹膜癌に対する化学療法の奏効率は高く，卵巣漿液性腺癌と同等の奏効が得られるが，再発・再燃率も高いことが知られており，プラチナ製剤とタキサン製剤の場合，イニシャル・レスポンスは卵巣癌と相違ないものの，治療開始後 6 カ月時での耐性率は腹膜癌で有意に高いと報告されている。したがって，実地臨床において「原発不明癌」もしくは「全身状態不良」として，化学療法のみによる治療がなされている例が散見されるが，腫瘍減量術を併用しない化学療法は推奨されない。

　再発時もしくは再燃時の化学療法に関しても，卵巣癌に準ずる。

卵巣がん治療ガイドライン 2015 年版

CQ 33

卵管癌に対して推奨される手術術式は？

推奨

①卵巣癌に準じて，両側付属器摘出術＋子宮全摘出術＋大網切除術に加え，腹腔細胞診＋骨盤・傍大動脈リンパ節郭清（生検）＋腹腔内各所の生検が奨められる（グレード B）。

②進行症例については，肉眼的残存腫瘍がない状態（complete surgery）を目指した最大限の腫瘍減量術（debulking surgery）が奨められる（グレード B）。

● 解 説 ●

卵管癌は症例数が少なく，卵管癌独自のエビデンスが存在しないため，その治療方針は卵巣癌に準じて行うことを原則とする。リンパ節郭清について，後腹膜（骨盤・傍大動脈）リンパ節郭清を系統的に施行した報告は少ない。腫大リンパ節が認められた場合に郭清する報告が多く，各進行期別のリンパ節転移の頻度は不明である。後腹膜リンパ節郭清を行った症例における転移頻度は 40～60％と高頻度である。上記の報告を根拠に，後腹膜リンパ節郭清を術式に加えるべきであると主張する総説が多いが，後方視的な検討で後腹膜リンパ節郭清を加えた群の 5 年生存率は，加えなかったものと比べて有意差がなかったとする報告もある。NCCN ガイドライン 2014 年版においては，卵管癌の手術術式は卵巣

腹膜癌・卵管癌

癌に準じている。腫瘍が骨盤内に限局する症例では後腹膜リンパ節の郭清を行う。腫瘍が上腹部に拡がる症例では，転移が疑われるリンパ節や腫大したリンパ節は可能であれば切除し，骨盤外に存在する腫瘍の径が 2 cm 以下でⅢb 期と考えられる場合には，後腹膜リンパ節を郭清するとしている。上腹部や骨盤内に播種性の病巣を認める場合には，卵巣癌と同様に，肉眼的残存腫瘍がない状態(complete surgery)を目指した最大限の腫瘍減量術(debulking surgery)を試みる。Interval debulking surgery (IDS) について，卵巣癌では残存腫瘍径 1 cm 以上の進行症例において有効であったとの報告に準じて，卵管癌でも IDS を肯定する意見もある。

CQ 34
卵管癌に対して推奨される化学療法のレジメンは？

> **推奨**
> TC療法(conventional TC療法)あるいはdose-dense TC療法が考慮される(グレードC1)。

● 解説 ●

　卵管癌は顕微鏡的播種をきたす傾向があり、肉眼的に完全摘出した症例でも再発率が高いことを考慮すれば、術後補助療法が重要と考えられる。これまでに化学療法と放射線治療が報告されているが、両者のRCTはない。

　化学療法については十分なエビデンスは得られていないのが現状であるが、以前よりプラチナ製剤を含むレジメンが多用されてきた。奏効率は概ね良好で、60～80％程度と報告されている。近年では卵巣癌と同様に、タキサン製剤とプラチナ製剤併用の報告が増加している。主としてパクリタキセルとカルボプラチンを用いたTC療法の報告が多く、奏効率も良好で、従来のプラチナ製剤を含むレジメンより良好であったとの報告がある。ただし、卵管癌単独での大規模な比較試験の報告はない。また、JGOG3016のPFSに関するサブグループ解析によると、dose-dense TC療法は従来のTC療法よりも有効な可能性があるので考慮してよいと考えられる。

腹膜癌・卵管癌

　早期癌についての術後化学療法の適応が問題となるが，Ⅰ期では術後治療としてプラチナ製剤を含む化学療法を行っても再発率や生存率に差が出なかったとする報告があり，Ⅰa・Ⅰb期については化学療法を省略できるとする意見がある一方で，早期卵巣癌の再発高リスク群では術後にプラチナ製剤主体の化学療法を行うことで無再発生存が有意に改善し，サブグループ解析でⅠa期でも同じ傾向が出ていること，早期卵巣癌への化学療法の有用性はメタアナリシスでも明らかになっていることなどから，卵管癌でも早期癌の高リスク群（Ⅰc期）では化学療法を行うべきとする意見がある。以上より，卵管癌では基本的に，早期癌でも術後化学療法の対象となるが，Ⅰa・Ⅰb期については化学療法を省略できるとする意見が多い。

　NCCNガイドライン2014年版では，卵管癌の治療方針は卵巣癌に準じており，現在推奨されているレジメンはTC療法，DC療法，dose-dense TC療法，TP療法である。さらに，ベバシズマブは有効性が期待できる。化学療法のさらなる詳細は，卵巣癌の化学療法の項（CQ09）を参照されたい。

卵巣がん治療ガイドライン 2015 年版

CQ 35

悪性卵巣胚細胞腫瘍に対して推奨される手術術式は？

推奨

①妊孕性温存が必要な症例では，患側付属器摘出術＋大網切除術＋腹腔細胞診に加え，腹腔内精査が奨められる（グレード B）。

②妊孕性温存が不要な症例では，卵巣癌に準じて，両側付属器摘出術＋子宮全摘出術＋大網切除術に加え，腹腔細胞診，骨盤・傍大動脈リンパ節郭清（生検），腹腔内各所の生検が奨められる。ただし，リンパ節郭清（生検）は省略可能である（グレード B）。

③進行症例では，肉眼的残存腫瘍がない状態（complete surgery）を目指した最大限の腫瘍減量術（debulking surgery）が奨められる。ただし，リンパ節郭清（生検）は省略可能である（グレード B）。

● 解説 ●

妊孕性を温存する症例では患側付属器摘出術＋大網切除術＋腹腔細胞診に加え，腹腔内精査を行い，腹腔内各所を注意深く観察する。術後の癒着や卵巣機能不全による不妊症を惹起しかねないので，肉眼的に異常がなければ不必要な対側卵巣の生検は避ける。ディスジャーミノーマでは 10〜15％が両側性であるため，対側卵巣の，より慎重な観察が必要である。

胚細胞腫瘍

　Ⅲ・Ⅳ期であっても，妊孕性温存を要する症例，または QOL 維持を優先する場合には患側付属器摘出術にとどめることが可能である。妊孕性温存手術は予後に影響を及ぼさないと考えられ，若年者では卵巣機能や妊孕性を積極的に温存する手術法を選択する。妊孕性温存の如何にかかわらず，術中迅速病理検査が基本的には必要である。しかし，その診断精度には限界があるため，過剰手術にならないように再手術の可能性も含めて術前に十分なインフォームド・コンセントを得る必要がある。また，奇形腫の診断で囊腫核出術を施行した後，未熟奇形腫(grade 3) Ⅰ期と診断された場合に，患側の付属器摘出術を追加すべきであるか，あるいは経過観察とするかに関しては，一定の見解が得られていない。

　妊孕性温存が不要な場合は卵巣癌に準じて両側付属器摘出術＋子宮全摘出術＋大網切除術に加え，腹腔細胞診，骨盤・傍大動脈リンパ節郭清(生検)，腹腔内所の生検が奨められる。ただし，リンパ節郭清(生検)は省略可能である。また，ディスジャーミノーマⅠa 期と未熟奇形腫(grade 1) Ⅰ期では患側付属器摘出術を施行で経過観察してもよい。ディスジャーミノーマⅠa 期(ステージング不適切例を含む)で術後治療なく経過観察して再発しても，化学療法が奏効するため，長期生存が可能である。Ⅲ・Ⅳ期の進行症例では子宮全摘出術，両側付属器摘出術，可及的転移巣切除術が標準術式となる。術後早期の化学療法の開始が必要であり，系統的リンパ節郭清や泌尿器あるいは消化器の臓器切除といった侵襲の大きな術式は避ける。

卵巣がん治療ガイドライン 2015 年版

CQ 36
悪性卵巣胚細胞腫瘍に対して推奨される術後治療は？

推奨
ブレオマイシン，エトポシド，シスプラチンを用いた化学療法が強く奨められる（グレード A）。

● 解説 ●

　現在の化学療法が開発される前の 1970 年代以前における悪性卵巣胚細胞腫瘍の報告では，手術のみの治療が行われた場合，進行例での治癒率はほぼ 0％，I 期でも 5〜20％であった。VAC 療法（ビンクリスチン＋アクチノマイシン D＋シクロホスファミド）の開発で治癒率は 50％まで向上した。主に精巣胚細胞腫瘍を対象に行われてきた臨床試験によって，ブレオマイシン，エトポシド，シスプラチンからなる BEP 療法が標準治療となり，治癒率は早期ではほぼ 100％，進行例でも少なくとも 75％以上といえるまで治療成績は向上してきた。よって，第Ⅲ相試験はないものの，悪性卵巣胚細胞腫瘍に対する化学療法は強く推奨できる。ただし，この良好な治療成績を保つためには，①むやみに薬剤投与量を減量しないこと，②むやみに薬剤を変更しないこと，③治療スケジュールを厳守することが肝要である。

　I a 期のディスジャーミノーマと，I 期かつ grade 1 の未熟奇形腫は，厳重な経過観察を行い再発した場合に

胚細胞腫瘍

BEP 療法を行うという戦略でも良好な予後が期待できるとされている。『小児がん診療ガイドライン 2011 年版』によると，小児(15 歳未満)の未熟奇形腫は，完全切除された場合には化学療法を行わず経過観察とすることが推奨されており(推奨グレード A)，15 歳未満の症例に出会った場合は小児腫瘍医へのコンサルトを考慮する必要がある。

　一方，精巣腫瘍で行われているようなサイクル数同士の比較試験は行われていないが，3～4 サイクルが標準治療とされている。GOG78 (主に早期の悪性卵巣胚細胞腫瘍を対象に行われた BEP 療法 3 サイクルの単アーム試験) を根拠に，NCCN ガイドライン 2014 年版では 3～4 サイクルと表記した上で 3 サイクルを推奨している。投与サイクルを考慮する上で，ブレオマイシンの肺毒性とエトポシドによる二次発がんが重要である。エトポシドによる二次性白血病のリスクも蓄積性であり，エトポシドの総投与量が 2,000 mg/m^2 未満での二次性白血病発症リスクは低く，それ以上になると増加する。

卵巣がん治療ガイドライン 2015 年版

CQ 37

悪性卵巣胚細胞腫瘍の初回化学療法後の再発例に対して推奨される治療は？

推奨

① シスプラチンにイホスファミド，エトポシド，ビンブラスチン，パクリタキセルなどを併用した3剤併用療法などが考慮される(グレードC1)。
② Secondary debulking surgery (SDS) は，症例によっては考慮される(グレードC1)。

● 解説 ●

悪性卵巣胚細胞腫瘍の再発例における化学療法について，精巣腫瘍を参考に検討した。精巣原発が大多数を占める胚細胞腫瘍再発例での治療成績を参考にすると，シスプラチンを含む初回治療後に再発した症例に対し，VeIP療法(ビンブラスチン+イホスファミド+シスプラチン)またはVIP療法(エトポシド+イホスファミド+シスプラチン)と腫瘍減量術との組み合わせで，20～30％の長期無病生存率が得られている。さらに，自家骨髄移植や末梢血幹細胞移植下でのカルボプラチン，エトポシド，シクロホスファミドまたはイホスファミドを用いた大量化学療法などの報告もある。

初回化学療法終了後の再発例に対しては，さらなるシスプラチンを基本とした化学療法としてVeIP療法，VIP療法，TIP療法(パクリタキセル+イホスファミド

胚細胞腫瘍

＋シスプラチン）が推奨される。化学療法終了4週間以内のプラチナ不応例に対しては大量化学療法が治療の選択肢の一つとされるものの，その奏効率は低い。近年，パクリタキセルを含むTIP療法が二次化学療法として施行され，63％の無再発生存率（平均観察期間69カ月）が報告されているが，初回化学療法でCRが得られた症例（感受性腫瘍）を対象としているため，VeIP療法あるいはVIP療法より優れているかは不明である。また，BEP抵抗性症例に対して二次化学療法としてTIP療法を行い，奏効率60％，無再発生存率38％の報告もある。なお，『精巣腫瘍診療ガイドライン2009年版』では，二次化学療法としてVeIP療法やVIP療法とならんでTIP療法は推奨グレードBとなっている。さらに，NCCNガイドライン2014年版でも，二次化学療法としてTIP療法が推奨されている。

再発例や難治進行例に対するSDSの意義については議論があり，奇形腫成分を有する症例や，化学療法2サイクル終了後腫瘍マーカーの下降が鈍い症例に対しては，SDSの意義があるという報告もある。また，化学療法抵抗性の症例に対して最大限の腫瘍減量術によって残存腫瘍径が1cm未満となった症例は，1cm以上の症例と比べて有意に生存率が良好とする報告もあり，症例によりSDSを行う場合もある。

なお，化学療法抵抗性の再発症例に対しての対症的治療として，放射線治療は考慮される。

卵巣がん治療ガイドライン 2015 年版

CQ 38

悪性卵巣胚細胞腫瘍治療後の経過観察で留意すべき点は？

推奨

①卵巣機能障害が起こり得ることに留意する(グレードC1)。
②エトポシド投与の際は二次発がんに留意する(グレードC1)。

● 解説 ●

　悪性胚細胞腫瘍は若年者に多いため，妊孕性温存治療が行われることが多い。また，多くの症例で抗がん剤が用いられる。臨床的にシクロホスファミドは卵巣毒性が強いことで知られているが(表6)，一般に治療開始時の患者の年齢，使用薬剤，蓄積投与量，投与期間が卵巣機能に影響を及ぼす因子として重要である。ただし，VAC療法(ビンクリスチン＋アクチノマイシンD＋シクロホスファミド)やPVB療法(シスプラチン＋ビンブラスチン＋ブレオマイシン)，BEP療法(ブレオマイシン＋エトポシド＋シスプラチン)での初回治療による卵巣機能障害は少ないと報告されており，治療後に80～90％の症例で月経の再開がみられている。また，卵巣癌において妊孕性温存手術が行われ，術後にTC療法を用いる症例もみられる。タキサン製剤と無月経の関連について，卵巣癌におけるデータは少ない。

一方,GnRH アナログや経口避妊薬により卵巣機能を抑制することで,抗がん剤の卵巣毒性から保護するという報告があるが,未だ一定した見解は得られていない。

卵巣胚細胞腫瘍においては二次発がんについてのレビューはないが,精巣胚細胞腫瘍では,エトポシド 2,000 mg/m^2 未満の投与例では発症がないことから,エトポシド 2,000 mg/m^2 が二次発がん発症の閾値と考えられている。

表6 抗がん剤の卵巣毒性

リスク発生頻度	抗がん剤
高度	シクロホスファミド,イホスファミド,ダカルバジン
中等度	シスプラチン,カルボプラチン,アドリアマイシン(ドキソルビシン塩酸塩),エトポシド,ベバシズマブ
軽度または発生しない	アクチノマイシン D,ビンクリスチン,メトトレキサート,フルオロウラシル,ブレオマイシン
データなし	パクリタキセル*,ドセタキセル,ゲムシタビン,イリノテカン

*ラットを用いた実験では,パクリタキセルの卵巣毒性は軽度あるいは一過性との報告がある。

卵巣がん治療ガイドライン 2015 年版

CQ 39

性索間質性腫瘍に対して推奨される手術術式は？

推奨

①卵巣癌に準じて，両側付属器摘出術＋子宮全摘出術＋大網切除術に加え，腹腔細胞診，骨盤・傍大動脈リンパ節郭清(生検)，腹腔内各所の生検が考慮される。ただし，リンパ節郭清(生検)は省略可能である(グレード C1)。
②妊孕性温存が必要な症例では，患側付属器摘出術＋大網切除術＋腹腔細胞診に加え，腹腔内精査が考慮される(グレード C1)。

● 解説 ●

　本腫瘍で最も頻度が高い顆粒膜細胞腫では，臨床進行期Ⅰ・Ⅱ期症例の5年生存率は95%と良好だが，Ⅲ・Ⅳ期症例では59%と良好とはいえないため，性索間質性腫瘍の手術は，卵巣癌に準じた staging laparotomy に加えて，腹膜播種病巣があれば病巣の完全摘出を目指した最大限の腫瘍減量術(debulking surgery)を行う。本腫瘍におけるリンパ節郭清(生検)に関しては，後方視的になされた3つの報告において，合計130例の初回治療中に施行されたリンパ節切除例の中で転移陽性例がないことから，リンパ節郭清(生検)は省略可能である。ただし，本腫瘍はその臨床的特徴から術前の卵巣癌との鑑別が困難な場合があると想定され，また，組織型に

よっては術中の迅速病理組織学的診断の精度が高くないとの指摘もあることから、卵巣癌との鑑別が困難な症例においてはリンパ節郭清(生検)も含んだ staging laparotomy を施行すべきである。

　妊孕性温存手術に関しては、顆粒膜細胞腫やセルトリ・ライディッヒ細胞腫の95％は片側性で、Ⅰ期の予後は良好である。また、SEER では、Ⅰ期症例において付属器摘出術のみが施行された71例と、付属器摘出術に加え子宮を摘出した61例とでは生存率に差はないとの報告もあることから、Ⅰa期であれば対側卵巣の温存は可能と判断される。なお、対側卵巣の生検を支持している報告はない。Ⅰc期以上の場合、再発例が増加する報告があるため、対側卵巣の温存には慎重な対応が必要である。

卵巣がん治療ガイドライン 2015 年版

CQ 40

性索間質性腫瘍に対して推奨される術後治療は？

> **推奨**
> ①化学療法としては，プラチナ製剤を含むレジメンが考慮される（グレード C1）。
> ②放射線治療も考慮される（グレード C1）。

● 解 説 ●

　性索間質性腫瘍に対する化学療法は第Ⅲ相試験が施行されていない。しかし，以下に示す進行・再発例を対象とした2つの臨床試験では比較的高い奏効率が示されていることから，本腫瘍に対するプラチナ製剤を含む化学療法は有効と考えられる。

　EORTC の PVB 療法（シスプラチン＋ビンブラスチン＋ブレオマイシン）は顆粒膜細胞腫の 38 例が対象で，初回治療例 7 例，既往に 12 例の放射線治療と 3 例の化学療法を含む再発例が 31 例である。奏効率は CR 12 例，PR 11 例で，61％ であったが，有害事象は Grade 3・Grade 4 の白血球減少が 66％ に認められている。GOG の BEP 療法（ブレオマイシン＋エトポシド＋シスプラチン）は，初回治療 16 例，再発例 41 例を対象とし，顆粒膜細胞腫が 48 例を占めている。奏効率は 37％ であったが，有害事象はブレオマイシンによる治療関連死亡の 1 例に加えて，Grade 3・Grade 4 の顆粒球減少が 79％ に認められている。

性索間質性腫瘍

　PVB，BEP 療法以外の治療法としては，2005 年には後方視的検討ながら 30 例の測定可能病変を有する再発症例に対し，タキサン製剤による治療成績が報告された。奏効率はタキサン製剤の単剤が 18％，プラチナ製剤との併用療法が 54％で，有害事象は Grade 4 の好中球減少が 11％に認められている。

　化学療法の対象としては，初回手術時に残存病巣が存在する症例，再発例や臨床進行期Ⅰ期の高リスク群およびⅡ期以上の，再発リスクが高いと判断される症例とした。再発のリスク因子は，進行期と残存病巣の存在である。Ⅰ期症例における再発のリスク因子は，NCCN ガイドライン 2014 年版では腫瘍の破綻，腫瘍径が 10～15 cm 以上，低分化型セルトリ・間質細胞腫瘍，異所性成分を含む中分化型セルトリ・間質細胞腫瘍である。

　性索間質性腫瘍に対する放射線治療は，病巣が限局している症例を選択し施行する。後方視的には，進行・再発例で測定可能病変がある 14 症例に対する放射線治療の報告では，6 例(43％)で病巣の消失が認められている。また，術後の 31 例に対して放射線治療を行った報告では，放射線治療を行わなかった症例に比べて無病生存期間が延長したとされている。NCCN ガイドライン 2014 年版を参照すると，初回手術時に残存病巣が存在する症例，再発例や臨床進行期Ⅱ期以上の再発リスクが高いと判断される症例が放射線治療の対象である。

CQ 41

性索間質性腫瘍治療後の経過観察で留意すべき点は？

推奨

卵巣癌に準じた対応が必要である。さらに，顆粒膜細胞腫では，治療後 10 年以上の長期的な経過観察が考慮される(グレード C1)。

● 解説 ●

　顆粒膜細胞腫においては，再発までの期間に関して中央値が 5 年，10 年以上経過してからの再発も多いという報告があり，治療後は 10 年以上の経過観察が必要である。

　顆粒膜細胞腫の経過観察で用いる腫瘍マーカーはエストラジオール，インヒビン B，抗ミュラー管ホルモン (AMH) が挙げられる。エストラジオールの産生には莢膜細胞の存在が必要であることから，エストラジオールは卵巣温存例以外では，臨床経過を反映していない可能性がある。インヒビン B や AMH が治療経過の観察や治療後の経過観察に有効であるとの報告があるが，現在のところ保険適用外である。

外陰がん・腟がん
治療ガイドライン
2015年版

抜粋

後援

日本産科婦人科学会／日本産婦人科医会／
婦人科悪性腫瘍研究機構／日本放射線腫瘍学会／
日本病理学会／日本皮膚科学会／日本形成外科学会

外陰がん・腟がん治療ガイドライン 2015 年版

フローチャート1
外陰癌の治療：原発巣の取り扱い

臨床病理学的所見

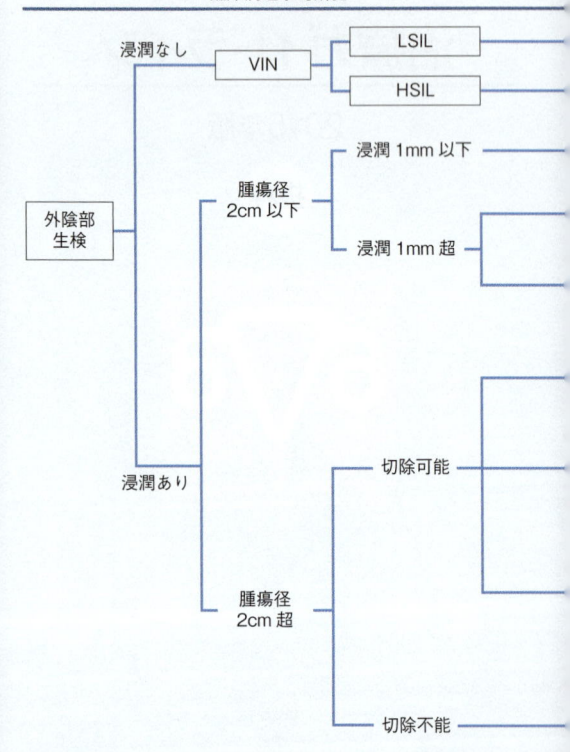

```
                          ┌─ VIN ─┬─ LSIL
              ┌─ 浸潤なし ─┤       └─ HSIL
              │           
              │                      ┌─ 浸潤 1mm 以下
              │           ┌─ 腫瘍径 ──┤
              │           │  2cm 以下 └─ 浸潤 1mm 超
外陰部 ───────┤           │
生検          │           │
              │           │
              │           │           ┌─ 切除可能
              └─ 浸潤あり ─┤           │
                          │           │
                          └─ 腫瘍径 ──┤
                             2cm 超   │
                                      │
                                      └─ 切除不能
```

*正中線より1cm以上離れた病変
**恥骨結合，陰核を通る正中線上の外陰に発生する病変
***孤在性で，臨床的に鼠径リンパ節転移が疑われない病変

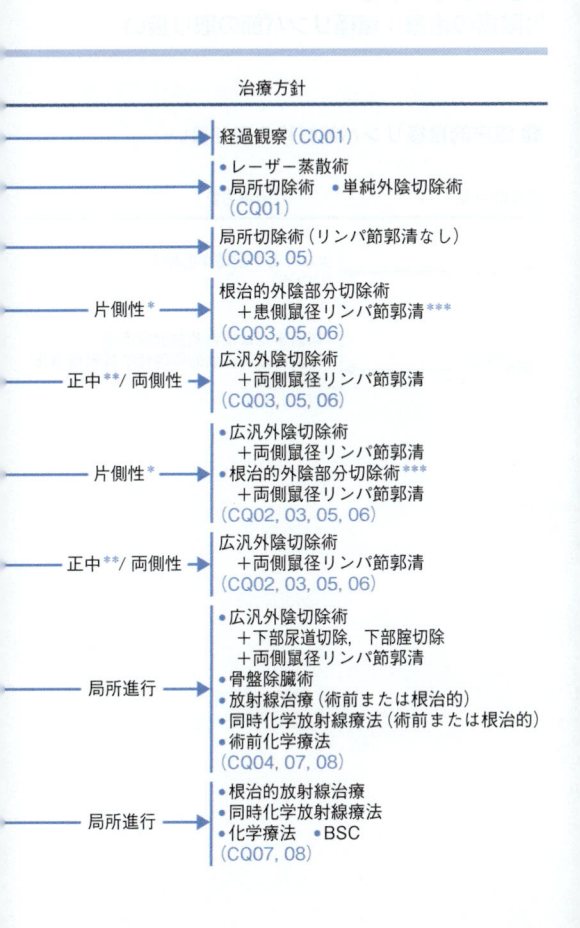

フローチャート

治療方針

→ 経過観察（CQ01）

→ • レーザー蒸散術
  • 局所切除術 • 単純外陰切除術
  （CQ01）

→ 局所切除術（リンパ節郭清なし）
  （CQ03, 05）

片側性* → 根治的外陰部分切除術
  ＋患側鼠径リンパ節郭清***
  （CQ03, 05, 06）

正中**/両側性 → 広汎外陰切除術
  ＋両側鼠径リンパ節郭清
  （CQ03, 05, 06）

片側性* → • 広汎外陰切除術
  ＋両側鼠径リンパ節郭清
  • 根治的外陰部分切除術***
  ＋両側鼠径リンパ節郭清
  （CQ02, 03, 05, 06）

正中**/両側性 → 広汎外陰切除術
  ＋両側鼠径リンパ節郭清
  （CQ02, 03, 05, 06）

局所進行 → • 広汎外陰切除術
  ＋下部尿道切除，下部腟切除
  ＋両側鼠径リンパ節郭清
  • 骨盤除臓術
  • 放射線治療（術前または根治的）
  • 同時化学放射線療法（術前または根治的）
  • 術前化学療法
  （CQ04, 07, 08）

局所進行 → • 根治的放射線治療
  • 同時化学放射線療法
  • 化学療法 • BSC
  （CQ07, 08）

291

外陰がん・腟がん治療ガイドライン 2015 年版

フローチャート 2
外陰癌の治療：鼠径リンパ節の取り扱い

❶ 臨床的鼠径リンパ節転移の取り扱い

臨床的所見	治療方針
摘出可能	少なくとも組織学的検索 （CQ05）
摘出不能	・術前または根治的放射線治療 ・術前または根治的同時化学放射線療法 ・化学療法 （CQ07, 08）

フローチャート

❷ 鼠径リンパ節郭清後の取り扱い

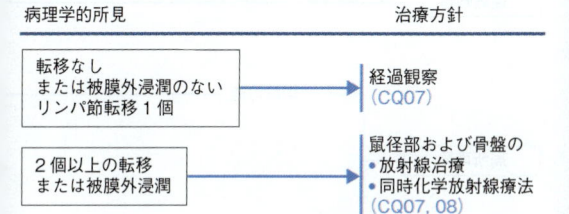

病理学的所見	治療方針
転移なし または被膜外浸潤のない リンパ節転移1個	経過観察 (CQ07)
2個以上の転移 または被膜外浸潤	鼠径部および骨盤の • 放射線治療 • 同時化学放射線療法 (CQ07, 08)

フローチャート3
外陰癌の治療：遠隔転移・再発の取り扱い

臨床病理学的所見

- 遠隔転移
- 局所再発
  - 切除可能
  - 切除不能
- 鼠径部再発
  - リンパ節郭清歴なし
  - リンパ節郭清歴あり

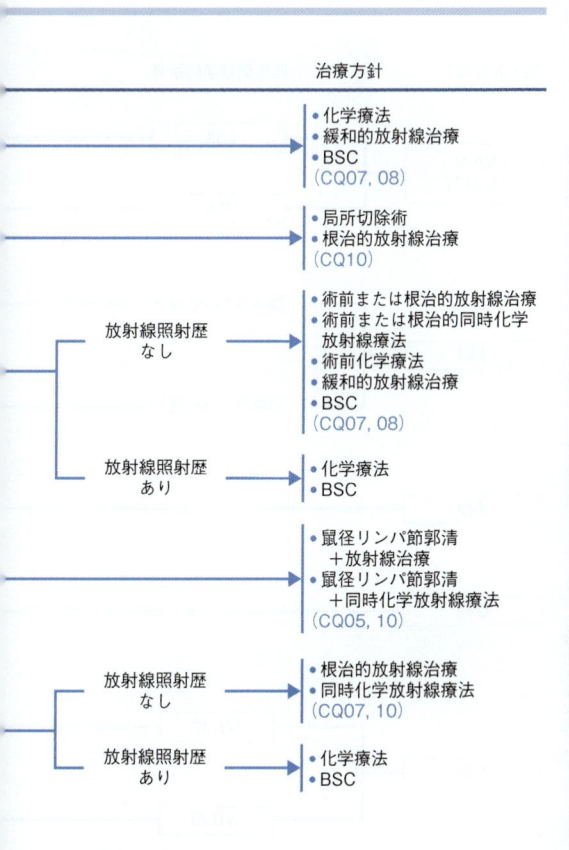

フローチャート

治療方針

- 化学療法
- 緩和的放射線治療
- BSC
(CQ07, 08)

- 局所切除術
- 根治的放射線治療
(CQ10)

放射線照射歴なし →
- 術前または根治的放射線治療
- 術前または根治的同時化学放射線療法
- 術前化学療法
- 緩和的放射線治療
- BSC
(CQ07, 08)

放射線照射歴あり →
- 化学療法
- BSC

- 鼠径リンパ節郭清 ＋放射線治療
- 鼠径リンパ節郭清 ＋同時化学放射線療法
(CQ05, 10)

放射線照射歴なし →
- 根治的放射線治療
- 同時化学放射線療法
(CQ07, 10)

放射線照射歴あり →
- 化学療法
- BSC

外陰がん・腟がん治療ガイドライン 2015 年版

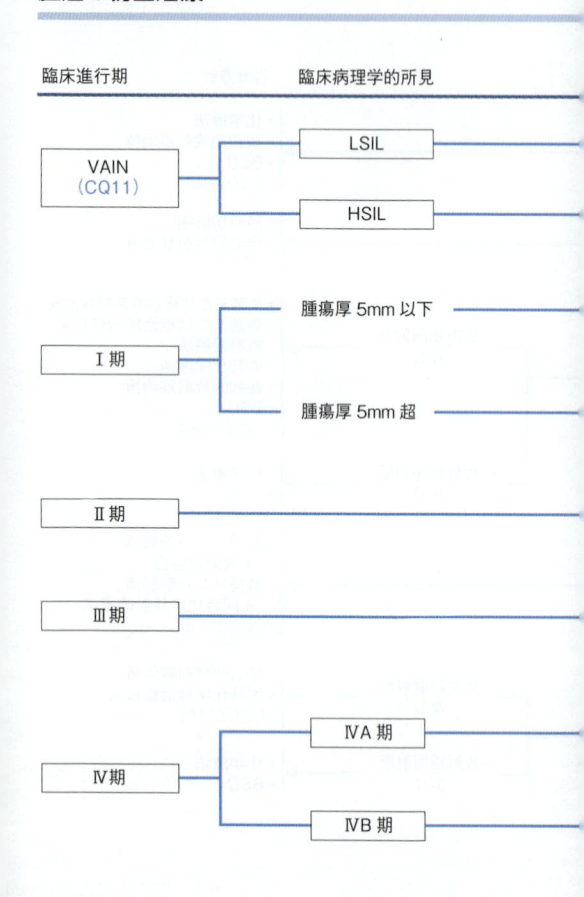

フローチャート 4
腟癌の初回治療

臨床進行期	臨床病理学的所見
VAIN (CQ11)	LSIL
	HSIL
Ⅰ期	腫瘍厚 5mm 以下
	腫瘍厚 5mm 超
Ⅱ期	
Ⅲ期	
Ⅳ期	ⅣA 期
	ⅣB 期

フローチャート

治療方針

→ 経過観察
(CQ11)

→ ・手術療法
・レーザー蒸散術
(CQ11)

→ ・密封小線源治療
・外部照射＋密封小線源治療
・手術療法
(CQ12, 13)

→ ・外部照射＋密封小線源治療
・外部照射
・手術療法
(CQ12, 13)

→ ・外部照射＋密封小線源治療
・外部照射
・手術療法
(CQ12, 13)

→ ・外部照射＋密封小線源治療
・外部照射
・同時化学放射線療法
(CQ12)

→ ・外部照射＋密封小線源治療
・外部照射
・同時化学放射線療法
・骨盤除臓術
(CQ12, 13)

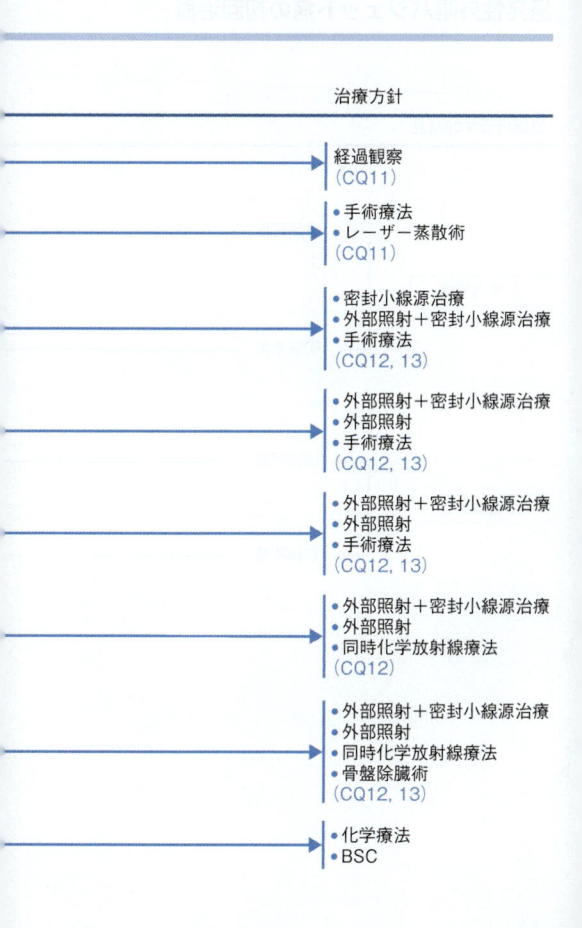

→ ・化学療法
・BSC

フローチャート5
原発性外陰パジェット病の初回治療

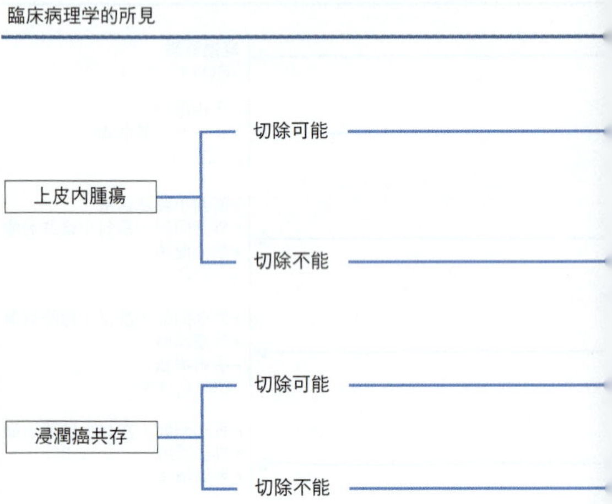

臨床病理学的所見

```
                    ┌── 切除可能 ──────
上皮内腫瘍 ──────────┤
                    └── 切除不能 ──────


                    ┌── 切除可能 ──────
浸潤癌共存 ──────────┤
                    └── 切除不能 ──────
```

フローチャート

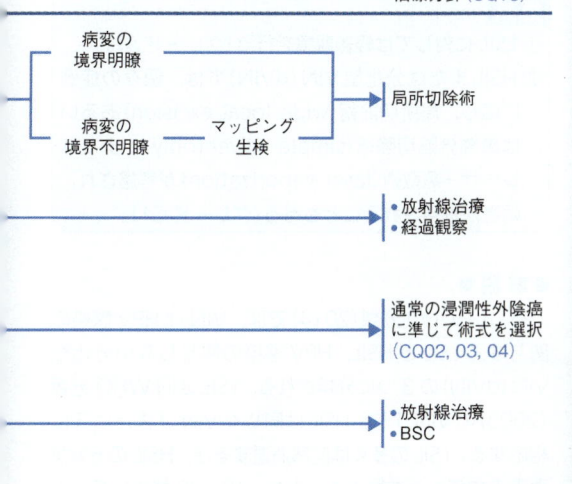

治療方針（CQ15）

```
        ┌─ 病変の境界明瞭 ─────────────────┐
        │                                  ├─→ 局所切除術
        └─ 病変の境界不明瞭 ─ マッピング生検 ─┘
```

────────────→ ・放射線治療
              ・経過観察

────────────→ 通常の浸潤性外陰癌に準じて術式を選択（CQ02, 03, 04）

────────────→ ・放射線治療
              ・BSC

外陰がん・腟がん治療ガイドライン 2015 年版

CQ 01

外陰上皮内腫瘍(VIN)に対して推奨される治療は？

推奨

① LSIL に対しては経過観察を行う(グレード A)。
② HSIL または分化型 VIN (dVIN) では，個々の症例に応じ，局所切除術(wide local excision)あるいは単純外陰切除術(simple vulvectomy)，またはレーザー蒸散術(laser vaporization)が考慮され，両者が併用されることもある(グレード C1)。

● 解説 ●

　新しい WHO 分類(2014)では，VIN は HPV 感染の関与する LSIL と HSIL，HPV 感染の関与しない分化型 VIN (dVIN) の 3 つに分類される。LSIL は旧 WHO 分類(2003)の VIN 1 に，HSIL は同じく VIN 2 または 3 に相応する。LSIL の多くは自然消退するが，HSIL の 6％が扁平上皮癌へと進展する。また，10〜20 歳代に多くみられる Bowen 様丘疹症は，HSIL の形態を示すが無治療で自然消退をきたすことも多い。一方，硬化性苔癬や扁平苔癬と関連する dVIN は旧 WHO 分類(2003)にある単純型外陰上皮内腫瘍(simplex VIN)に相応し，高齢者に多く，臨床的には外陰白斑症を呈する。33％が扁平上皮癌へと進展し，LSIL や HSIL と比較して悪性度が高い。

　LSIL に対しては侵襲を伴う治療を避けて経過観察をすることが望ましい。一方，腫瘍性病変である HSIL と

外陰癌

dVIN は治療対象とすべきである。過去の文献では，従来の VIN 3 の無治療症例の 9％が浸潤癌へ進展し，外科的切除症例の 3％に潜在する浸潤癌がみられていることから，拡大鏡下の生検による浸潤の除外が重要である。HSIL は HPV 感染を起因とするため，外陰部の広範囲にわたり多巣性に病巣が出現するため注意深い診査が必要である。

臨床的に浸潤を疑う場合には，積極的に局所切除術または単純外陰切除術を施行し，摘出標本による病理組織学的検索が必要である。特に，dVIN では浸潤癌の合併あるいは進展が多く外科的切除を第一に考慮する。しかし，外性器喪失に伴う精神的苦痛など QOL に十分配慮したものでなければならない。

視診，触診，拡大鏡ならびに生検によって総合的に浸潤を伴わないことが確認された HSIL あるいは dVIN に対しては，外科的切除にかわり，CO_2 レーザーを用いた蒸散術を選択することが可能である。多巣性もしくは広範囲に及ぶ病巣に対しては，個々の症例に応じて，これらを外科的切除との組み合わせによって治療することも考慮される。なお，臨床的に Bowen 様丘疹症と判断される場合には，3〜30 カ月の間(中央値 9.5 カ月)に自然消退をきたすことが報告されており，病巣の消退がみられない場合に加療を行うべきである。

薬物療法としては，LSIL や HSIL に対し，イミキモド塗布による加療が施行されている。しかし，十分なエビデンスが得られておらず，保険収載もされていないことから標準治療とはいえない。現在，HPV に対する予防ワクチンは HSIL の予防において有効性が期待されている。

外陰がん・腟がん治療ガイドライン 2015 年版

CQ 02

外陰癌に対する広汎外陰切除術の適応と術式は？

推奨

①病巣が外陰や会陰に限局しており，腫瘍径が 2 cm をこえるか間質浸潤の深さが 1 mm をこえる症例には，広汎外陰切除術（radical vulvectomy）が奨められる（グレード B）。
②分割切開法（separate incision）が奨められる（グレード B）。

● 解説 ●

　20 世紀前半まで外陰癌（扁平上皮癌）の手術療法は進行症例に対する外陰部切除のみの操作に限られていた。当時 5 年生存率は 20～25％とされていたが，外陰の皮膚と皮下組織および鼠径部のリンパ節を含む脂肪組織までを連続して摘出する一括切開法（*en bloc* incision）を行い，さらに骨盤のリンパ節郭清を行うことで生存率が 60％以上まで向上し，以後この広汎外陰切除術＋鼠径・骨盤リンパ節郭清が標準術式となった。その後 1980 年代より，縮小手術による術後合併症の軽減が報告され，治療の個別化が主張されてきた（CQ03 参照）。しかし，外陰癌の発生部位，病巣の個数，拡がりなどの多様性や，疾患の頻度が低いこともあり，症例の集積期間が 20 年以上にわたるような報告も多く，切開法についての RCT はない。また，全て旧 FIGO 分類（1988）

外陰癌

によるものであり，新分類に対応した報告は未だない。したがって，縮小手術の明らかな適応のない症例では広汎外陰切除術を適応すべきである。

広汎外陰切除術の術式の改良として，外陰腫瘍切除と鼠径リンパ節郭清を分割した創で行う分割切開法が1962年に報告された。その後1980年代より恥骨上の皮膚を残す方法が行われ，旧FIGO分類(1988) I～IV期症例において同等の予後を示した上，創部合併症の頻度を大きく減らした。特に，腫瘍径2cm以下，2cmをこえる病変でも外陰および会陰に限局した例では，一括切開法と分割切開法の両者の条件を併せた32例ずつの症例対照研究において，全生存率，無病生存率で両者は同等であったが，外陰部，鼠径部の創部離開率は後者に有意に低かった。分割切開法は，一括切開法より明らかに手術侵襲を軽減する。一方，分割切開法は一括切開法より外陰鼠径間の皮膚再発(skin bridge recurrence)が多いが，再切除により生存予後は良好であった。また，外陰鼠径間の皮膚再発は，肉眼的リンパ節転移がない例では1％以内である。一方，リンパ節再発の頻度は一括切開法の方が少ないが，生存予後における差は明らかでない。現在では，リンパ節再発や外陰鼠径間の皮膚再発の頻度を勘案しても，治療による障害が軽度である分割切開法が奨められる。

病巣が尿道口あるいは尿道下部に浸潤している場合，外尿道口より1cmまでであれば，尿道括約筋が温存され尿失禁の発生なく尿道切除可能とされている。腟壁浸潤も下部1/3までであれば，外陰切除と同時に切除することは可能である。

CQ 03

外陰癌に対する縮小手術の適応は？

推奨

①腫瘍径が 2 cm 以下で間質浸潤の深さが 1 mm 以下の症例は，病巣を中心とした局所切除術（wide local excision）のみでよい（グレード B）。

②腫瘍径が 2 cm 以下で間質浸潤の深さが 1 mm をこえる，あるいは腫瘍径が 2 cm をこえる例でも，外陰の側方，会陰に限局した孤在性病変で切除マージンが 2 cm 確保できる症例では，根治的外陰部分切除術（radical local excision）が考慮される（グレード C1）。

● 解 説 ●

　早期の外陰癌では，腫瘍のサイズと浸潤の深さが鼠径リンパ節転移と関連している。腫瘍径が 2 cm 以下で間質浸潤の深さが 1 mm 以下であれば，局所切除術（wide local excision）が手術侵襲も軽度であり，適切な手術法で鼠径リンパ節郭清を省略できる。

　根治的外陰部分切除術（radical local excision）は，腫瘍径が 2 cm 以下で間質浸潤の深さが 1 mm をこえる例，腫瘍径が 2 cm をこえる例でも外陰の側方，会陰に限局した孤在性の病変で，周辺の皮膚組織が正常である症例に対して考慮される。本術式は広汎外陰切除術施行例よりも術後合併症の頻度が明らかに低く，局所再発

外陰癌

率は報告によってはやや高い傾向にもあるがほぼ同等であり，生存期間にも差がなかった。単発の腫瘍で発生部位が側方（病変部が正中線より1cm以上離れていると定義される）もしくは会陰側であることが本術式の条件であり，腫瘍が正中や恥骨側にある場合，または左右両側に及ぶ場合，複数個の病巣を有する場合は，陰部両側の皮下リンパ組織を確実に切除するために広汎外陰切除術が行われる（CQ02参照）。

本術式では切除の深さは広汎外陰切除術と同様に行う。切除マージンは局所再発と深く関係しており，8mm以内であれば50％が再発し，病理組織学的に8mm〜1cmあれば局所制御率が高い。ただし，肉眼的に1cmの切除マージンがあっても固定後は50％の症例で病理組織学的切除マージンが8mm以下となり，十分に確保するには肉眼的に2cmの距離が必要である。

CQ 04

周辺臓器に浸潤が及ぶ局所進行外陰癌に対して推奨される手術療法は？

> **推 奨**
>
> ①明らかなリンパ節転移がなく，完全切除が予想される場合には，骨盤除臓術(pelvic exenteration)が考慮される(グレード C1)。
> ②骨盤除臓術による QOL の低下を回避するために，術前同時化学放射線療法(術前 CCRT)あるいは術前化学療法も考慮する(グレード C1)。

● 解説 ●

　尿道，膀胱，肛門，直腸などの周辺臓器に浸潤が及ぶ局所進行例には従来，骨盤除臓術も選択肢とされてきた。初回治療 11 例を含む骨盤除臓術が施行された 19 例の外陰扁平上皮癌の後方視的研究によれば，5 年生存率は 60％であり，初回治療例と再発例の OS に差はなかったが，リンパ節転移の有無と OS が有意に相関している。初回治療 9 例を含む外陰癌Ⅲ・Ⅳ期症例(FIGO 1994)に骨盤除臓術を施行した 27 例の後方視的研究によれば，5 年生存率は 62％であった。初回治療例と再発例の予後に差はなかったが(5 年生存率，67％ vs. 59％)，リンパ節転移陰性例は陽性例に比して有意に予後良好であり(5 年生存率，83％ vs. 36％)，また病理組織学的に確認された完全切除例は同様の非完全切除例

に比して有意に予後良好であり（5年生存率，74％ vs. 21％），手術時リンパ節転移の有無および完全切除が最も重要な予後因子であった。

　骨盤除臓術によるQOLの低下を回避するため，近年，化学療法やCCRTを先行した縮小手術が試みられている。術前化学療法は，薬剤の選択などの問題が残されてはいるものの骨盤除臓術を回避でき，予後に寄与する可能性が残されている（CQ08参照）。切除不能または骨盤除臓術を要する局所進行外陰扁平上皮癌に対するCCRTの後方視的研究では，初回治療の89％（16/18例）に臨床的完全奏効が得られている。GOG101では，切除不能なリンパ節転移を有する外陰扁平上皮癌の初回治療でCCRTののち手術が施行され，41％（15/37例）で病理組織学的に鼠径リンパ節陰性および53％（20/38例）で組織学的完全寛解が得られ，観察期間の中央値78カ月において32％（12/38例）が無病生存している。GOG205では，切除不能な局所進行外陰扁平上皮癌に対し，CCRTののちに手術または生検が施行され，85％（29/34例）に原発巣の病理組織学的完全奏効が得られ，観察期間の中央値24.8カ月で53％（31/58例）が無病生存した。以上より，切除不能または骨盤除臓術を要する局所進行症例に対してCCRTを先行させることにより，骨盤除臓術を回避して切除可能となり得るが，第Ⅲ相試験が存在しないので予後に対する効果は不明である。併用レジメンとして，シスプラチン単剤，フルオロウラシル＋シスプラチンなどが投与される。

外陰がん・腟がん治療ガイドライン 2015 年版

CQ 05

外陰癌に対するリンパ節郭清の適応と範囲は？

推奨

①腫瘍径が 2 cm 以下で間質浸潤の深さが 1 mm 以下の症例ではリンパ節郭清が省略できる（グレード B）。

②上記以外の根治手術例でリンパ節転移の疑われない症例においても，少なくとも患側の浅鼠径・深鼠径リンパ節両者の郭清の施行が考慮される（グレード C1）。

③腫瘍径が 2 cm 以下の片側病巣では患側のみのリンパ節郭清が考慮される（グレード C1）。

④広汎外陰切除術（radical vulvectomy）と鼠径リンパ節郭清が行われた鼠径リンパ節転移陽性例には，鼠径部および骨盤への術後放射線治療が奨められる（グレード B）。

⑤転移を疑う腫大した鼠径リンパ節を認め，摘出可能な場合には，少なくとも腫大リンパ節摘出による転移の組織学的検索が奨められる（グレード B）。

● 解説 ●

外陰癌において鼠径リンパ節郭清をせずにリンパ節再発をきたした症例の予後は不良であり，リンパ節転移を除外するためにも，根治術時のリンパ節郭清については少なくとも一側の鼠径リンパ節郭清が考慮される。

ただし，2 cm 以下の腫瘍径で深さ 1 mm 以下の浸潤例ではリンパ節転移例は 1％未満であり，リンパ節郭清

外陰癌

は奨められない。

GOG74による前方視的試験では，腫瘍径2 cm以下で脈管侵襲がなくリンパ節腫大のない5 mm以下の浸潤例に対し，浅鼠径リンパ節の郭清が行われ，過去の研究結果と比較して生存率には差を認めなかったものの再発率が高い傾向が認められた。さらに，その後の後方視的な検討により，深鼠径リンパ節まで郭清した場合と比較すると再発率は高いことが報告され，リンパ節郭清は深鼠径リンパ節まで行うべきと考えられる。

後方視的な検討では2 cm以下の片側病巣の対側へのリンパ節転移は0.5％未満とされており，正中より1～2 cm以上離れた片側病巣でリンパ節転移の疑われない症例では患側のみのリンパ節郭清が考慮される。

鼠径リンパ節陽性例に対し，広汎外陰切除術と鼠径リンパ節郭清施行後に，骨盤リンパ節郭清と骨盤および鼠径部への放射線治療を比較したRCTがある（GOG37）。2年の全生存率で放射線治療群が優るという報告がなされており，術後照射を全く行わず骨盤リンパ節郭清のみを追加する治療法は奨められない。しかし，骨盤リンパ節腫大を認める症例ではリンパ節摘出後に術後照射を認めるガイドラインもあり，骨盤リンパ節郭清が全く否定されているわけではない。

腫大し転移が疑われる鼠径リンパ節の取り扱いについての検討では，腫大したリンパ節のみを摘出する手術と系統的リンパ節郭清を比較して，適切な術後照射を行えば縮小手術による予後への影響はないと結論した後方視的比較研究がある。少なくとも腫大したリンパ節は切除し，転移の有無を検索すべきと考えられる。

外陰がん・腟がん治療ガイドライン 2015 年版

CQ 06

外陰癌に対してセンチネルリンパ節生検によりリンパ節郭清を省略できるか？

推奨

鼠径リンパ節転移が疑われない症例においては，センチネルリンパ節生検により鼠径リンパ節郭清の省略が考慮されるが，本邦の現状を鑑み，試験的位置付けで行われるべきである(グレード C1)。

● 解 説 ●

　外陰癌におけるセンチネルリンパ節の同定は，婦人科がんの中では最も検証が進んでいる。原則的に，最大径 2 cm 以下で間質浸潤 1 mm 以下の腫瘍以外で，外陰・会陰に限局しリンパ節転移の疑われない外陰癌が対象となる。

　センチネルリンパ節の同定方法は色素法単独，放射性同位元素(RI)法単独，色素・RI 併用法と様々である。使用される色素はイソスルファンブルー，パテントブルーなど，RI では ^{99m}-テクネチウム製剤が使用され，最近では外陰癌においてもインドシアニングリーンを用いた蛍光法による feasibility study も報告されている。併用法では 26 文献，1,271 例の解析で同定率は 86％，偽陰性率は 5.8％，RI 法では 7 文献，116 例の解析で同定率は 83％，偽陰性率は 8.8％に対し，色素法では 3 文献，111 例の解析で同定率は 64％，偽陰性率は 8.7％と同定率が低く，併用法を奨める報告が多い。

外陰癌

　センチネルリンパ節の同定率と感度に影響を与える因子は，同定方法に加え，外陰病巣の局在とされ，正中病変や腫瘍径の大きなものの同定率が低いことが指摘されている。

　センチネルリンパ節転移陰性例にはリンパ節郭清を省略するというプロトコールで行われた多施設共同試験では，外陰に限局した4cm未満の腫瘍を有する403例の検討でセンチネルリンパ節生検陰性例に対して鼠径部の系統的リンパ節郭清が省略された。鼠径リンパ節再発率は3％でセンチネルリンパ節生検の有効性が示され，特に孤在性の病巣に限れば2.3％の再発であった。この試験で治療関連の創部のトラブル，蜂窩織炎，リンパ浮腫などはセンチネルリンパ節生検群で少なかったものの，QOL調査では差は認められなかった。

　診断に関する多施設での検証では通常のヘマトキシリン－エオジン染色による多数切片の検索(ultrastaging)，さらに免疫染色を併用することにより段階的に転移の発見率は上昇している。

　センチネルリンパ節生検は腫瘍径や発生部位など症例を選択すれば，色素とRIの併用法を用いてセンチネルリンパ節を検出し，多数の切片を検索することでリンパ節転移の発見率が上昇し，有用な方法であると考えられる。しかし，国内ではセンチネルリンパ節生検は乳癌と悪性黒色腫にしか保険適用となっておらず，外陰癌における実績はほとんどない。まずは臨床試験としてセンチネルリンパ節生検によるリンパ節郭清の省略に取り組むべきである。また，実施の際にはセンチネルリンパ節生検に習熟している医師や放射線科，病理診断科などの協力のもとに取り組むべきである。

外陰がん・腟がん治療ガイドライン 2015 年版

CQ 07
外陰癌に対する放射線治療の適応と方法は？

推奨

①切除マージンが 8 mm 未満，または高度な脈管侵襲が認められる場合は原発部位への術後照射が考慮される(グレード C1)。

②鼠径リンパ節に 2 個以上の転移が認められる場合，またはリンパ節転移の被膜外浸潤が認められる場合は，鼠径部および骨盤への術後照射が奨められる(グレード B)。

③被膜外浸潤のない鼠径リンパ節転移が 1 個の場合，術後照射の省略が考慮される(グレード C1)。

④手術不能例に対して根治的放射線治療が考慮される(グレード C1)。

⑤局所進行例において隣接臓器機能温存を図る場合は術前照射が考慮される(グレード C1)。

⑥プラチナ製剤単剤もしくは同剤を含む化学療法の同時併用が考慮される(グレード C1)。

● 解説 ●

　外陰癌の術後再発は切除マージンが 8 mm 未満になると局所再発の危険性が生じるため，術後補助療法が必要であり，マージン近接例または高度な脈管侵襲が認められた症例に対しては原発部位への術後照射の有効性が報告されている。リンパ節領域に関しては，鼠径リンパ

外陰癌

節転移陽性 114 例を対象とし，広汎外陰切除術および鼠径リンパ節郭清後に鼠径部および骨盤への照射と転移側の骨盤リンパ節郭清を比較した RCT (GOG37) がある。この試験では，臨床的にリンパ節転移が認められるか固着あるいは潰瘍を伴うリンパ節転移がある場合，または病理組織学的に 2 個以上のリンパ節転移が認められる場合に術後照射の優越性が示された。術後照射を行う場合，線量は 45〜50.4 Gy/25〜28 回で，断端陽性の場合は 15〜20 Gy を局所に追加する。しかし，被膜外浸潤のない単発のリンパ節転移を有する 75 列を対象とした多施設研究では，術後照射の有効性は認められなかった。

手術適応とならない場合の根治的放射線治療は，臨床的に転移を認めない場合でも鼠径部を，鼠径リンパ節転移が認められる場合は骨盤リンパ節領域までを標的体積に含める。また，局所進行外陰癌に対して，術前照射を用いた集学的治療の有効性を示した報告があるが，現時点では第Ⅲ相試験は存在せず，その適応は慎重に判断する必要がある。

放射線治療の増感効果を期待した化学療法の同時併用が行われ，その有効性が報告されている。併用化学療法はシスプラチン単剤 (40 mg/m^2/週) が用いられることが多く，骨髄抑制が増強するものの治療完遂は可能であり，晩期放射線有害事象も許容範囲であるとされている。併用可能な場合はプラチナ製剤を基本とする化学療法の同時併用を考慮するが，常に合併症を念頭において管理する必要がある。

外陰がん・腟がん治療ガイドライン 2015 年版

CQ 08

外陰癌に対する化学療法の適応は？

> **推奨**
> ①局所進行例に対しては術前化学療法も考慮される（グレード C1）。
> ②遠隔転移のある進行・再発例に対して考慮される（グレード C1）。

● 解説 ●

　局所進行外陰癌で初回手術療法を行う場合には，骨盤除臓術などの拡大手術が必要な場合が多く，また皮膚欠損部位も広範囲に及び，著しく QOL を下げることとなる。そこで，進行外陰癌に対し術前化学療法を用い，拡大手術を回避する可能性が試みられてきた。これまでの報告では EORTC などの欧州からのものが多く，局所進行外陰癌に対し，ブレオマイシン，メトトレキサート，ロムスチン，シスプラチン，フルオロウラシル，パクリタキセル，ビンクリスチンなどによる術前化学療法が試されてきた。これらの報告では化学療法の奏効率は 60％前後であり，手術完遂率も 57〜90％と良好であることが示されている。しかし，いずれの報告も症例数が少なく，標準治療とすべきレジメンは定まっていない。術前化学療法は骨盤除臓術などの拡大手術を回避でき，予後に寄与できる可能性が示されているが，薬剤の選択などの問題点が残されている。

外陰癌

　術前化学療法として施行された第Ⅱ相試験では，進行・再発例を対象に行われた化学療法に比べ奏効率が高い。一般に再発例では放射線治療の既往がある症例がほとんどであり，そのために進行・再発例の化学療法の奏効率が低下していることが推察される。これまで，シスプラチン単剤，ミトキサントロン，パクリタキセル毎週投与＋カルボプラチンでは全て奏効率は0％，パクリタキセル単剤での奏効率は14％と報告されている。比較的治療効果が良いものとして，1980年に報告されたブレオマイシン単剤，あるいはマイトマイシンの併用では奏効率50％，シスプラチン＋ビノレルビンの併用療法では奏効率40％と報告されている。これまでの化学療法の奏効率は著しく高いものはなく，標準治療と呼べるべきものがない。しかし，遠隔転移のある進行例や放射線治療後の再発例には，化学療法以外に選択肢がない場合も多く，様々な薬剤が試みられているのが現状である。

　外陰癌の術後補助療法は放射線治療を用いることが多いが，化学療法による術後補助療法の報告もある。リンパ節転移のあった14例の外陰癌の術後にシスプラチンを補助療法として使用し，再発率を低く抑えることができたとの報告がみられる。しかし，同様の報告は他になく，外陰癌の術後補助化学療法は標準治療とはなっていない。

CQ 09

外陰癌治療後の経過観察は？

推奨

①治療後の経過観察の間隔は
　　1〜2年目：1〜3カ月ごと
　　3〜5年目：6カ月ごと
　　6年目以降：1年ごと
　を目安とする(グレードC1)。

②問診，視診，触診，細胞診や生検，胸部X線検査，腫瘍マーカー，CTなどを行い，再発だけでなく後遺症の発生についても観察する(グレードC1)。

● 解説 ●

経過観察の目的は，再発の早期発見と治療による予後の改善，QOLの維持・向上にある。しかし，治療後の経過観察による再発診断が外陰癌の予後改善に結び付くというエビデンスはない。また，治療後の経過観察の間隔や検査項目についても，信頼性の高い研究はなく統一された見解は得られていない。国外のガイドラインを見ると，NCIでは経過観察に関しての推奨はない。RCOGでは，1年目は3カ月ごと，2〜3年目は6カ月ごと，4年目以降は12カ月ごとの観察を推奨している。これまで，261例の扁平上皮癌を登録し，術後の定期的な経過観察(1〜2年目：3カ月ごと，3〜5年目：6カ月ごと，6年目以降：12カ月ごと)の有用性を検証した報

外陰癌

告では，49例の局所再発を認め，定期的な経過観察はより小さい病巣で診断できたが，生存率には有意差を認めなかった。局所再発のうち27例は生存したが，鼠径部の再発8例と遠隔転移の再発8例は経過観察の方法にかかわらず全例死亡している。その他の後方視的研究において，再発の55～67％は初回手術から2年以内に発生している。再発を予測する因子としては，進行期や鼠径リンパ節転移の有無との関連性が高い。一方，初回治療時の鼠径リンパ節転移陰性例は再発率も低く，再発した場合も局所が多い。局所再発のみの場合は局所切除術によって半数以上は根治可能である。

再発の好発部位は局所あるいは鼠径リンパ節であるため，最も重要なのは視診と触診である。再発の疑いがある場合は細胞診や組織診を行う。そのほかに役立つ検査項目としては，胸部X線検査，腫瘍マーカー，CT，MRI，FDG-PETなどが挙げられるが，どの検査をどの時期に行うかに関しては確立したものはない。問診で患者の症状を詳しく聞き，また症例ごとの再発リスクを考慮した上で判断する必要がある。再発は2年以内に多いが，5年以降もみられるので長期の経過観察が望ましい。

外陰の創部合併症は9～58％で，8～28％の症例に頻尿や尿失禁が認められる。鼠径リンパ節郭清後の合併症は，感染，創部離開，蜂窩織炎，リンパ嚢胞，リンパ浮腫が報告されている。その他にも，外陰癌の術後には，精神的ストレス，性交時痛や性欲減退など，精神的社会的な問題を生じやすく患者のQOLを損ねるため，長期間の経過観察が必要である。

CQ 10

再発外陰癌に対して推奨される治療は？

推奨

①手術後に局所に限局した再発に対しては再切除が考慮される（グレード C1）。
②切除不能または周辺臓器に浸潤が及ぶ局所再発には，放射線が未照射であれば同時化学放射線療法（CCRT）が考慮される（グレード C1）。
③骨盤腔・遠隔転移，多発病巣を有する再発例には化学療法が考慮される（グレード C1）。
④効果的な治療が残されていない場合は best supportive care（BSC）が考慮される（グレード C1）。

● 解説 ●

再発治療に際しては，再発部位，前治療の内容，PS を考慮して治療法を決定する必要がある。イタリアの 5 施設における 502 例の外陰扁平上皮癌の後方視的研究では 37％が再発し，再発部位別の 5 年生存率は外陰 60％，鼠径・骨盤 27％，遠隔転移 15％，多発 14％と報告されている。

局所に限局した再発に対しては，再切除が考慮される。再切除術が施行された 102 例の広汎外陰切除術後の再発例に関する多施設後方視的研究によれば，56％が無病生存し，5 年生存率は 61％で，再発時の鼠径リンパ節転移例は有意に予後不良であった。リンパ節郭清

外陰癌

が未施行の場合には,再発部位に応じて片側または両側の鼠径リンパ節郭清を同時に行い,再切除断端またはリンパ節転移が陽性であった場合は,放射線が未照射ならCCRTを追加する。切除不能または周辺臓器にまで浸潤が及んでいる局所再発には,未照射であればCCRTが考慮される。

2件の前方視的試験(GOG74, GOG88)によれば,初回治療の外陰扁平上皮癌143例中37例が再発し,外陰部再発に比べ鼠径部再発は有意に予後不良であった。鼠径部再発においてリンパ節郭清,放射線照射が未施行の場合には,両側の鼠径リンパ節郭清を行い,放射線照射またはCCRTの追加が考慮される。外部照射後の場合には組織内照射が考慮されるが,合併症は高率である。また,照射後の鼠径部再発に対する切除術は合併症が高率であり注意を要する。

骨盤腔・遠隔転移,多発病巣を有する再発例には化学療法が選択されるが,単剤でのシスプラチン,ブレオマイシン,ミトキサントロン,ソブゾキサンについては,いずれも有効性は示されていない。有効性が示されているものとしては,パクリタキセル単剤,また,ブレオマイシン,メトトレキサート,およびロムスチン併用化学療法,シスプラチンおよびビノレルビン併用化学療法が報告されている。しかし,再発外陰癌の化学療法は報告が少なく標準的なレジメンは確立していないが,現状では他に有効な方法がない場合は化学療法が考慮される。

外陰癌の再発においては高齢者が多く有効な治療法も少ないことから,症状緩和とQOL向上を高めるために放射線照射を含めたBSCが考慮される。

CQ 11

腟上皮内腫瘍(VAIN)に対して推奨される治療は？

推奨

① LSIL に対しては経過観察を行う(グレード A)。
② HSIL には，個々の症例に応じ，外科的治療として局所，部分もしくは全腟壁切除術(total vaginectomy)，保存的治療としてレーザー蒸散術(laser vaporization)が考慮される(グレード C1)。
③ Loop electrosurgical excision procedure (LEEP)は，膀胱損傷や直腸損傷のリスクがあり奨められない(グレード D)。

● 解説 ●

　腟上皮内腫瘍(VAIN)は異型重層扁平上皮の増殖を示すが間質浸潤をきたしていない病変であり，異型の程度によって VAIN 1～VAIN 3 の 3 段階に分類されてきた。VAIN のほとんどが HPV 感染によるものであり，WHO 分類(2014)では VAIN も LSIL と HSIL の 2 つに分類された。この分類では LSIL は VAIN 1 に，HSIL は VAIN 2, 3 に相当する。VAIN の発生頻度は，CIN に比較してその 1/100 程度と低いが，VIN や CIN の合併を有することが多く，免疫不全疾患，移植による免疫抑制剤やステロイド剤の長期使用症例などにみられる。さらには，VAIN 症例は CIN や子宮頸癌による子宮摘出術あるいは放射線治療の既往を有することが多い。ま

腟　癌

た，多巣性あるいは広範囲に病巣が発生することがあり，治療前に腟全体の十分な診査が必要である。

　VAIN に対する治療介入の後方視的検討では，VAIN 1 である LSIL では経過観察のみで約半数の病巣が自然消退していることから，積極的な治療は VAIN 2 または VAIN 3 である HSIL から施行されることが多い。この HSIL では 12〜13％に潜伏癌が存在することが報告されており，浸潤癌の存在が疑わしい場合には外科的切除が考慮される。VAIN の 8 割以上は腟の上部 1/3 に発生していることから，同部の部分腟壁切除術例が多く報告されている。病巣の範囲や部位により，局所切除術や全腟壁切除術が施行されている。また，経腟，開腹，腹腔鏡下など異なるアプローチがあり，子宮摘出術とともに行う場合とそうでない場合がある。腟の解剖学的な構造上，外科的切除による膀胱・直腸損傷や術後の瘻孔形成といった合併症の報告がみられる。さらに，VAIN 症例で子宮摘出術や放射線治療の既往を有することもあり，これが外科的切除を難渋なものとし，治療法の選択には個々の症例に応じた対応をすべきである。

　十分な診査によって浸潤癌の存在を否定できる場合においては，より保存的な治療としてレーザー蒸散術が最も広く施行されている。しかし，再燃や再発の頻度は高く，再治療や外科的切除が必要となることが多いため継続的な観察が必要である。LEEP を用いた報告があるが，膀胱・直腸損傷のリスクが高く推奨されない。

外陰がん・腟がん治療ガイドライン 2015 年版

CQ 12

腟癌に対する放射線治療の適応と方法は？

推奨

① Ⅰ期で腫瘍の厚みが 5 mm 以下の腟癌には，密封小線源治療または外部照射＋密封小線源治療が考慮される(グレード C1)。

② Ⅰ期で腫瘍の厚みが 5 mm をこえるかⅡ～ⅣA 期の腟癌には，外部照射＋密封小線源治療または外部照射が考慮される(グレード C1)。

③プラチナ製剤単剤または同剤を含む化学療法の同時併用が考慮される(グレード C1)。

● 解説 ●

　腟癌に対する放射線治療においては，密封小線源治療，外部照射，あるいは両者の併用による治療が病巣の状況に応じて行われる。日本放射線腫瘍学会のガイドラインによると，Ⅰ期で腫瘍の厚みが 5 mm 以下の場合は腔内照射単独でよいとされている。しかし，現実には厚さ 5 mm 以下の判断は難しく，Ⅰ期全体に対して外部照射との併用は許容される。厚さが 5 mm をこえるⅠ期あるいはⅡ～ⅣA 期の腟癌では外部照射に密封小線源治療を併用する。外部照射を先行するが，原発巣が腟の上部 2/3 の場合は閉鎖リンパ節，内・外腸骨リンパ節，総腸骨リンパ節，仙骨リンパ節領域を，原発巣が腟の下部 1/3 の場合は鼠径部を臨床標的体積に含める。

腟癌

　腟後壁に浸潤がある場合は傍直腸リンパ節領域を，腟入口部に浸潤している場合は外陰部も含める必要がある。30〜40 Gy で中央遮蔽を入れ，45〜50 Gy まで照射する。残存腫瘍の境界が明瞭となり腟全周の 50〜60％以下の浸潤にとどまり傍腟結合織への広範囲な浸潤がなければ，密封小線源治療により線量を追加する。病巣が腟円蓋に限局する場合や腫瘍の厚みが 5 mm 以下であればシリンダーやオボイドアプリケータを用いた腔内照射を行う。腫瘍の厚みが 5 mm をこえる場合は組織内照射を検討するが手技が困難であるため，その適用に関しては施設ごとに判断される。

　腟粘膜全体を臨床標的体積として 1 回線量 4〜7 Gy で計 3〜6 回照射されることが多い。重要臓器が隣接する腟癌における密封小線源治療では，線源に近接する重要臓器の過線量が壊死や瘻孔形成など高度な晩期放射線有害事象につながる危険性があるため，慎重な放射線治療計画により正常臓器の被曝線量を正確に把握した上で病巣に適切な線量を照射する必要がある。先行する外部照射による腫瘍縮小が十分でなく，密封小線源治療により腫瘍に適切な線量を追加できないと判断される場合など外部照射単独で治療を行う場合は，臨床的病巣に対しては 65〜70 Gy まで照射する。

　近年では子宮頸癌と同様に，局所進行腟癌の腫瘍制御率を向上させるためにシスプラチンやフルオロウラシルを用いた CCRT の有効性を検討した報告が認められる。発生部位，病因や病理組織学的類似性から，子宮頸癌に関する臨床試験の結果を腟癌治療の指標にすることには相応の妥当性があると判断される。

外陰がん・腟がん治療ガイドライン 2015 年版

CQ 13

腟癌に対する手術療法の適応と方法は？

> **推奨**
> ①臨床進行期Ⅰ・Ⅱ期で腟の上部 1/3 に局在している場合には手術療法が考慮される(グレード C1)。
> ②手術療法では，広汎子宮全摘出術または準広汎子宮全摘出術＋骨盤リンパ節郭清に加え，十分な切除マージンを確保した腟摘出術を行うことが考慮される(グレード C1)。
> ③臨床進行期ⅣA 期では骨盤除臓術(pelvic exenteration)も考慮される(グレード C1)。

● 解 説 ●

　腟癌は腟の上部 1/3 に局在するものが 56％であり，その半数が腟後壁に発生する。腟の上部に局在するⅠ・Ⅱ期の腫瘍では，子宮頸癌と同様に広汎または準広汎子宮全摘出術に加え，十分な切除マージンを確保した腟摘出術が行われることが多い。一方，腟の中部および腟の下部 1/3 に及ぶ腫瘍では，完全摘出には骨盤除臓術や外陰切除術が必要となり，QOL の低下を避けるため，放射線治療が選択される傾向にある。

　単施設での原発腟癌 100 例の後方視的検討では，Ⅰ・Ⅱ期で腟の上部 1/3 に腫瘍が局在する場合には，手術療法が放射線治療単独より予後が良いことが報告されている。また本邦の報告でも 51 例の腟癌を解析し，

腟癌

同様の傾向が示されている。これらの報告は，Ⅰ・Ⅱ期で腟の上部 1/3 に腫瘍がとどまる場合であり，腟の上部 1/3 をこえる大きな腫瘍の場合には放射線治療が選択されている。しかし，腟の下部に局在する小さな腟癌では，手術療法が考慮される場合もある。また，米国 National Cancer Database の原発腟癌 4,885 例の解析では，手術療法と放射線治療の 5 年生存率は放射線治療に比べて手術療法の方が良い傾向が示された。さらに，原発腟癌 50 例以上を対象とした 21 論文の解析報告において，手術療法と放射線治療の 5 年生存率はそれぞれⅠ期で 77％と 68％，Ⅱ期で 52％と 48％であり，手術療法の方が良い傾向が示された。

手術療法としては，十分な切除マージンを確保して腟壁を摘出する腟摘出術を広汎子宮全摘出術に加え，さらに，骨盤リンパ節郭清を行うのが一般的である。腟の下部 1/3 に局在する腫瘍のリンパ経路は鼠径リンパ節へも流入するので，腟の下部 1/3 に存在する腫瘍の根治術の際には，鼠径リンパ節郭清も併せて行われる。断端陽性やリンパ節転移などの高リスク症例には，術後補助療法として放射線治療が推奨される。子宮全摘出術後の腟断端で腟の上部 1/3 に局在した浸潤癌では，傍腟結合織を含めた腟摘出術に加え，骨盤リンパ節郭清が推奨される。

ⅣA 期症例や直腸腟瘻・膀胱腟瘻が存在する場合，または放射線治療後の局所再発例では，骨盤除臓術も考慮される。米国 National Cancer Database での報告では，Ⅲ・Ⅳ期症例の治療法別の 5 年生存率は，手術療法が行われたものが良い傾向が示されている。

CQ 14

腟癌治療後の経過観察は？

推奨

①治療後の経過観察の間隔は
　　1～2年目：1～3カ月ごと
　　3～5年目：6カ月ごと
　　6年目以降：1年ごと
　を目安とする(グレード C1)。
②問診，視診，触診，細胞診や生検，胸部 X 線検査，腫瘍マーカー，CT などを行う(グレード C1)。

● 解 説 ●

　腟癌の治療後の経過観察による再発診断が予後改善に結び付くというエビデンスはない。経過観察の間隔や検査方法について，統一された見解は得られていない。

　NCI のガイドラインにおいては経過観察の間隔の推奨は記載されておらず，また細胞診や画像検査も，理学所見で再発を疑う場合や患者の自覚症状があるときに実施するべきとされている。米国放射線科医学会(ACR) の ACR Appropriateness Criteria では，1～2 年目は 3 カ月ごと，3 年目以降はさらに間隔をあけた観察を推奨しているが，その根拠は示されていない。国外の多数例の後方視的研究を見ると，腟癌の再発の 70～80％は 2 年以内に発生し，3 年目以降は再発の頻度は減少するが，5 年をこえても再発が認められている。再発と最も

腟癌

強く相関するのは進行期であるが,進行期にかかわらず局所が再発の好発部位である。リンパ節の再発も多いが,腟上部の腟癌は骨盤リンパ節に,腟の下部1/3の病巣では鼠径リンパ節にも転移しやすい。301例の腟癌に放射線治療を施行した報告を見てみると,再発の部位は局所再発が69例(23%),骨盤リンパ節再発21例(7%),鼠径リンパ節再発12例(4%),遠隔転移44例(15%)と報告されている。再発後の予後は極めて不良で,局所再発のみの場合でも5年生存率は20%,リンパ節や遠隔転移を生じた場合は4%で,再発後の根治は困難である。

治療後の経過観察の診察において重要なのは問診,視診と触診である。局所や表在リンパ節に再発の疑いがある場合は細胞診や組織診で確認する。そのほかに再発の発見に役立つ検査項目としては,胸部X線検査,腫瘍マーカー,CT,MRI,FDG-PETなどが挙げられるが,どの検査をどの時期に行うかに関しては確立したものはない。

放射線治療後のGrade 3〜4の有害事象の発生頻度は13〜17%と報告され,治療から10年をこえてもみられる。頻度の高い有害事象としては,放射線性直腸炎,イレウス,出血性膀胱炎,直腸腟瘻,膀胱腟瘻,消化管狭窄,尿道狭窄などである。このような有害事象の発生は患者のQOLを大きく損ねるため,その監視のためにも長期間の経過観察が必要である。

外陰がん・腟がん治療ガイドライン 2015 年版

CQ 15

原発性の外陰パジェット病に対して推奨される治療は？

> **推奨**
>
> ①浸潤癌を有さない上皮内病変は，十分な切除マージンを確保した局所切除術(wide local excision)が奨められる(グレード B)。
> ②肉眼的境界が不明瞭な病変ではマッピング生検(mapping biopsy)を考慮する(グレード C1)。
> ③浸潤癌が共存する病変では，通常の浸潤外陰癌に準じた術式が奨められる(グレード B)。
> ④手術不能例，術後再発例に対しては放射線治療が考慮される(グレード C1)。

● 解説 ●

　浸潤癌が共存しない上皮内の外陰パジェット病の治療としては，切除範囲を慎重に検討した上での局所切除術が推奨される。切除後の局所再発率は 32～37％と高率であるが，上皮内のパジェット病は緩徐に推移し，その予後は極めて良好である。

　外陰パジェット病の切除範囲に関する信頼性の高いエビデンスはない。『皮膚悪性腫瘍診療ガイドライン』の乳房外パジェット病では，肉眼的に境界明瞭な病巣や，マッピング生検で陰性と判定された部位では 1 cm 程度のマージンでの切除，肉眼的に境界不明瞭な部位は

その他の外陰がん・腟がん

3cm程度のマージンでの切除を推奨している。外陰パジェット病においてもマッピング生検や術中迅速病理検査により断端陽性の頻度は減少する。一方で，断端陰性例でも再発を生じやすいという報告もある。上皮内病変の場合は，切除の深さは皮膚全層と皮下脂肪をつける程度でよい。浸潤のない上皮内病変ではリンパ節転移を生じないため，鼠径リンパ節郭清は行わない。外陰パジェット病は隣接の尿道，腟，肛門内に進展することもあるため，これらの器官への進展がないことを十分に確認し，進展が認められた場合はこれらの粘膜も切除する。

上皮内の外陰パジェット病は予後良好であるが，手術後の局所再発は多い。再発例に1～3回の追加切除を施行し，80％において病変が消失したとの報告がある。

上皮内のパジェット病に浸潤癌が合併する場合は，通常の浸潤外陰癌に準じた手術を行う。1cm以上の切除マージンを確保した局所切除術や広汎外陰切除術と，鼠径リンパ節郭清が推奨される。

高齢や内科的合併症のために手術が不能の場合や広汎な病巣進展のために手術適応にならない場合，また術後再発に対しては，放射線治療が考慮される。外性器パジェット病の放射線治療成績が本邦から報告されており，5年局所制御率84％，疾患特異的生存率73％であった。放射線治療はX線あるいは電子線を使用し，病巣全体にできるだけ均一な線量が照射されるようにする。浸潤例では鼠径リンパ節領域照射が考慮される。

外陰がん・膣がん治療ガイドライン 2015 年版

CQ 16

外陰・膣の悪性黒色腫に対して推奨される治療は？

推奨

①遠隔転移が認められない場合には原発巣の切除を基本とする(グレード B)。
②センチネルリンパ節生検は，皮膚悪性黒色腫では病期の診断に有用であることが確認されており考慮してもよいが，皮膚科専門医の協力が必要である(グレード C1)。
③化学療法を行う場合にはダカルバジンを用いたレジメンが考慮される(グレード C1)。

日本婦人科腫瘍学会婦人科腫瘍専門医に皮膚悪性腫瘍の治療経験豊富な日本皮膚科学会認定皮膚科専門医を加えたチームまたは指導体制により治療方針の決定および治療を行うことが望ましい。

● 解説 ●

　外陰・膣の悪性黒色腫は粘膜型で，98％以上を占める他の悪性黒色腫の表皮型と区別される。外陰・膣の悪性黒色腫では解剖学的特性・術後 QOL の面から制限があるが，治療の原則は，表皮型と同様に外科的切除である。
　外陰悪性黒色腫では原発巣の厚さが予後規定因子であり，原発巣の厚さに応じて適切な切除範囲を設定する。まず原病巣周囲に 2 mm 程度の切除マージンを確保して全切除生検を行う。原発巣の厚さをもとに切除範囲を決

その他の外陰がん・腟がん

めた上で二期的に切除手術を行う。原発巣を切除する際の病巣辺縁からの距離は，in situ 病変では 3〜5 mm，原発巣の厚さが 2 mm 以下の病変では 1 cm 程度，2 mm をこえる病変でも 2 cm までとするのが望ましい。

腟悪性黒色腫も可能であれば根治的切除を行う。ただし，病巣の存在部位や多中心性により骨盤除臓術を要することが多い。局所切除術と放射線の組み合わせが選択肢となるとする報告もある。

外陰悪性黒色腫では系統的所属リンパ節郭清の意義は低い。しかし，若年者で，個数が少なく，被膜外浸潤がないリンパ節転移症例では根治的郭清により長期生存が得られる可能性もあり，根治的郭清を考慮してもよい。

センチネルリンパ節生検は外陰・腟の悪性黒色腫での報告は少ない。皮膚悪性黒色腫での有用性は確認され保険適用となっている。原発巣の厚さ 1〜4 mm ではセンチネルリンパ節生検を実施することが推奨されている。

外陰・腟の悪性黒色腫では術後補助療法の有用性は確認されていない。

悪性黒色腫の骨や中枢神経への転移巣に対しては，放射線照射により約半数で症状緩和が期待できる。ダカルバジンを用いた全身化学療法が行われるが，単剤の奏効率は約 20％，長期完全奏効率は 2％ 以下と満足できるものではない。近年，腫瘍局所における免疫逃避機構をターゲットとした免疫療法や，腫瘍特異的な遺伝子変異をターゲットとした分子標的治療が注目されている。特に抗 PD-1 抗体ニボルマブは保険適用となっており，国外で標準治療の一つとなっている抗 CTLA-4 抗体イピリムマブとともに，今後予後改善効果が期待されている。

資料集

資料集

❶ 抗悪性腫瘍薬の有害事象一覧

一般名 (商品名)	血液			消化器			
	白血球減少	ヘモグロビン減少	血小板減少	悪心・嘔吐	食欲不振	下痢	腹痛
アクチノマイシンD (コスメゲン)	25.8	—	25.8	50.5	56.5	9.4	3.6
イホスファミド (イホマイド)	38.8	16.1	10.9	42.9	36.2	2.2	0.8
イリノテカン (トポテシン) (カンプト)	73.1	57.3	28.0	52.5	48.1	43.0	12.2
インターフェロンα	<0.1〜5.0	<0.1〜5.0	<0.1〜5.0	1.2	8.2	1.8	<0.1〜5.0
インターフェロンβ	16.9	2.0	16.0	5.0	11.3	<1.0	<1.0

❶ 抗悪性腫瘍薬の有害事象一覧

(医薬品インタビューフォームより抜粋)

肝臓 AST/ALT上昇 肝機能障害	腎臓 BUN/Cr上昇 Ccr低下	呼吸器 間質性肺炎	神経系 末梢神経障害	皮膚付属器 脱毛	その他の有害事象および注意事項
— 5.5	—	—	0.9	33.7	□唇炎(10.6)、□内炎(34.7)、消化器症状(15.5)、色素沈着(16.1)、全身倦怠感(16.7)
2.5/2.5 2.0	2.3/— 1.6	0.1	—	32.1	出血性膀胱炎(1.6)、排尿障害(14.6)、血尿(12.3)、ファンコニー症候群(頻度不明)、急性腎不全(0.1未満)、幻覚・錯乱・錐体外路症状(0.1～5未満)、脳症(0.1未満)、卵巣毒性、抗利尿ホルモン不適合分泌症候群(SIADH)(頻度不明)
2.4/2.7 1.2	1.3/0.7 0.1	0.9	0.1	27.7	腸管麻痺(1.6)、イレウス(0.4)、高度な骨髄機能抑制の持続による重症感染症および高度な下痢の持続による脱水、電解質異常、循環不全に注意。5日未満：倦怠感、発熱、熱感、発汗、顔面紅潮、疼痛、腰痛、腹水、鼻汁、好酸球増加、総蛋白減少、アルブミン減少、カルシウム異常、尿酸異常、尿ウロビリノーゲン異常、糖尿
—/— <0.1～5.0	—/— <0.1～5.0	<0.1～5.0	<0.1	7.3	発熱(69.8)、全身倦怠感(11.4)、頭痛(6.2)、関節痛(5.8)、抑うつ状態(2.5)、筋肉痛(2.5)、不眠(1.6)、悪寒・戦慄(1.3)
2.5/2.5 <1.0	—/— <1.0	<0.1	<1.0	<1.0	発熱(72)、頭痛(18.6)、悪寒・戦慄(16.5)、全身倦怠感(15.1)、蛋白尿(12.4)、低アルブミン血漿(4.2)

(値は%、—は頻度不明あるいは記載なし)

資料集

一般名 (商品名)	血液			消化器			
	白血球減少	ヘモグロビン減少	血小板減少	悪心・嘔吐	食欲不振	下痢	腹痛
インターロイキン2(IL-2)	1.2	2.3	0.8	19.8	36.0	3.1	1.2
エトポシド (ベプシド) (ラステット)	68.5	44.3	46.0	39.9	49.5	6.1	2.5
エピルビシン (ファルモルビシン)	33.6	20.3	13.3	36.7	24.5	1.9	0.5
カルボプラチン (パラプラチン)	56.4	40.1	42.7	50.5	45.4	3.3	2.2
ゲムシタビン (ジェムザール)	38.7	12.6	24.6	5.5	4.8	1.0	0
シクロホスファミド (エンドキサン)	37.9	2.3	6.1	10.7	3.8	0.5	0.1
シスプラチン (ランダ) (ブリプラチン)	36.5	28.0	17.0	75.6	62.2	5.9	0.5
ダカルバジン (ダカルバジン)	—	—	—	30.9	5.1	<0.1〜5.0	<0.1〜5.0

❶ 抗悪性腫瘍薬の有害事象一覧

肝臓	腎臓	呼吸器	神経系	皮膚付属器	その他の有害事象および注意事項
AST/ALT上昇 肝機能障害	BUN/Cr上昇 Ccr低下	間質性肺炎	末梢神経障害	脱毛	
10.1/12.0 16.3	1.9/12.7 3.5	—	7.0	0.3	発熱(73.3), 悪寒・戦慄(40.0), 倦怠感(35.0), 関節痛(6.2), 筋肉痛(5.8), 体重増加(5.8), 浮腫(4.3), 胸水貯留(1.6)
10.7/12.7 0.02	5.9/2.8 0.2	0.02	0.9	44.4	二次性白血病
—/— 6.8	—/— —	—	0.02	24.2	心筋障害(0.2), 心電図異常(0.5), 総投与量 900 mg/m² 以上でうっ血性心不全に注意
9.2/10.2 —	5.1/2.6 3.6	0.1	0.4	18.3	アナフィラキシー(0.03), 脳梗塞(0.1), 心筋梗塞(0.02)
5.0/6.1 5.4	1.9/1.1 —	1.7	0.1	0.4	発熱(5.0), 発疹(3.0), 溶血性尿毒症症候群(0.2), 胸部放射線との同時併用は禁忌
—/— 1.0	—	—	—	24.3	出血性膀胱炎(1.2), 排尿障害(2.3), 血尿(2.0), 胃腸出血(0.04未満), 心筋障害・心不全(0.1), 抗利尿ホルモン不適合分泌症候群(SIADH)(頻度不明), 卵巣毒性
9.4/9.8 —	14.3/6.6 14.1	<0.1	1.7	25.7	聴覚異常(1.4), 視覚障害(うっ血乳頭, 球後視神経炎, 皮質盲；0.1未満), 脳梗塞(0.1未満)
—/— 6.1	—/— <0.1〜5.0	—	—	<0.1〜5.0	血管痛(8.2), アナフィラキシー, 幹細胞壊死, 骨髄機能抑制, 顔面感覚異常, 光過敏症

(値は%, 一は頻度不明あるいは記載なし)

資料集

一般名 (商品名)	血液			消化器			
	白血球減少	ヘモグロビン減少	血小板減少	悪心・嘔吐	食欲不振	下痢	腹痛
テガフール・ギメラシル・オテラシルカリウム (ティーエスワン)	45.8	38.1	10.9	悪心 22.3 嘔吐 7.8	33.9	13.7	2.1
アドリアマイシン／ドキソルビシン塩酸塩 (アドリアシン)	49.7	17.6	16.8	58.2	54.7	6.4	0.7
ドセタキセル (タキソテール)	97.4	53.8	14.3	41.8	60.1	25.1	4.0
ニボルマブ (オプジーボ)	17.1	—	—	—	—	—	—
ニムスチン (ニドラン)	31.5	—	30.0	13.4	12.5	<1.0	—

❶ 抗悪性腫瘍薬の有害事象一覧

肝臓 AST/ALT上昇 肝機能障害	腎臓 BUN/Cr上昇 Ccr低下	呼吸器 間質性肺炎	神経系 末梢神経障害	皮膚付属器 脱毛	その他の有害事象および注意事項
11.1/11.1 ―	1.6/0.2 0.2	0.3	0	1.6	重篤な腸炎(0.5),重篤な口内炎(頻度不明),消化管潰瘍(0.5),消化管出血(0.3),消化管穿孔(頻度不明),重篤な腎障害(頻度不明),嗅覚脱失(0.1)
―/― 7.3	―/― 0.5	―	―	73.2	心筋障害,心電図異常(9.8),総投与量 500 mg/m² 以上で重篤な心筋障害に注意
22.0/21.6 ―	4.6/1.7 ―	1.2	4.2	78.7	発熱(42.7),浮腫(9.7),アレルギー(7.4),心タンポナーデ,体液貯留,イレウス,急性膵炎(頻度不明)
14.3/11.4 5.7	―	2.9	―	―	掻痒症(31.4),遊離トリヨードサイロニン減少(22.9),血中TSH増加(20.0),白斑(17.1),遊離サイロキシン減少(17.1),甲状腺機能低下症(14.3),疲労(14.3),血中Al-P増加(14.3),血中CK(CPK)増加(14.3),血中LDH増加(14.3),CRP増加(14.3),リンパ球数減少(14.3),下痢(11.4),γ-GTP増加(11.4),好酸球数増加(11.4),サーファクタントプロテイン増加(11.4),皮膚色素減少(11.4)
―	―/― <1.0	―	―	<1.0 ~10.0	発熱(1~10未満),全身倦怠感(1~10未満),長期投与で骨髄異形成症候群や急性白血病など二次発がん

(値は%、一は頻度不明あるいは記載なし)

339

資料集

一般名 (商品名)	血液			消化器			
	白血球減少	ヘモグロビン減少	血小板減少	悪心・嘔吐	食欲不振	下痢	腹痛
ネダプラチン (アクプラ)	52.8	29.9	44.8	嘔気18.3 嘔吐3.7	14.4	1.8	0.4
ノギテカン (ハイカムチン)	99.0	90.8	84.5	57.5	57.0	10.6	1.9
パクリタキセル (タキソール)	46.6	13.9	8.6	19.3	5.8	4.6	1.1
ビノレルビン (ナベルビン)	92.6	73.7	15.0	26.5	52.0	12.5	<5.0
ピラルビシン (ピノルビン) (テラルビシン)	50.4	13.8	14.5	31.9	36.4	2.5	0.1
ビンクリスチン (オンコビン)	5.0<	—	<0.1 ～5.0	5.0<	<0.1 ～5.0	<0.1 ～5.0	5.0<
ビンブラスチン (エクザール)	33.3	0.3	4.6	7.6	0.3	0.4	0.8

❶ 抗悪性腫瘍薬の有害事象一覧

肝臓	腎臓	呼吸器	神経系	皮膚付属器	その他の有害事象および注意事項
AST/ALT上昇 肝機能障害	BUN/Cr上昇 Ccr低下	間質性肺炎	末梢神経障害	脱毛	
8.0/9.2 4.4	7.3/3.9 2.5	<0.1	0.5	4.3	聴覚障害(2.2)、アナフィラキシーショック(0.2)、アナフィラキシー様症状(0.4)、アダムストークス発作(頻度不明)、抗利尿ホルモン不適合分泌症候群(SIADH)(頻度不明)
7.2/11.6 1.4	5.8/1.9 —	—	0.5	28.5	消化管出血(下血も含め1.4)、発熱(24.2)、易疲労感(21.7)、間質性肺炎
6.6/7.7 3.4	2.7/1.1 0.4	0.6	34.8	28.2	発熱(10.6)、関節痛(21.4)、筋肉痛(16.8)、過敏症(0.1)、アナフィラキシーショック(0.3)、脳梗塞(0.03)、心筋梗塞(0.03)
—/— <5.0	—/— <5.0	1.4	—	26.9	全身倦怠(40.3)、電解質異常(20以上)、イレウス(0.4)、急性腎不全(0.2)、アナフィラキシー、抗利尿ホルモン不適合分泌症候群(SIADH)
2.6/3.2 0.5	0.8/0.3 0.1	<0.1	—	21.5	心筋障害(0.1〜5未満)、心電図異常(1.6)、総投与量950 mg/m^{2}以上でうっ血性心不全に注意
—	—	—	33.2 (しびれ感)	21.9	下肢深部反射減弱・消失(10.7)、四肢疼痛(3.2)、筋萎縮(1.1)、排尿困難(1.1)、口内炎、発熱、発汗(5以上)、脱髄性シャルコー・マリー・トゥース病には禁忌
—	—	—	2.2	4.6	末梢神経炎(1.1)、痙攣(0.6)、イレウス(0.5)、消化管出血(0.2)

(値は%、—は頻度不明あるいは記載なし)

資料集

一般名 (商品名)	血液			消化器			
	白血球減少	ヘモグロビン減少	血小板減少	悪心・嘔吐	食欲不振	下痢	腹痛
フルオロウラシル (5-FU)	7.9	0.7	2.4	8.2	15.2	12.3	0.6
ブレオマイシン (ブレオ)	0.2	0.2	0	14.6	28.7	1.2	—
ベバシズマブ (アバスチン)	24.5	8.7	10.5	14.2	14.8	9.7	2.8
ペプロマイシン (ペプレオ)	1.4	0.9	0.4	10.0	12.9	0.8	0.2
マイトマイシンC (マイトマイシン)	40.2	3.0	24.7	15.4	21.8	—	—

❶ 抗悪性腫瘍薬の有害事象一覧

肝臓 AST/ALT上昇 肝機能障害	腎臓 BUN/Cr上昇 Ccr低下	呼吸器 間質性肺炎	神経系 末梢神経障害	皮膚付属器 脱毛	その他の有害事象および注意事項
—	—	—	—	3.8	口内炎(6.7), 色素沈着(4.8), 激しい下痢による脱水症状, 抗ウイルス剤ソリブジンとの併用にて重篤な血液障害の報告あり
— 0.2	—	10.2	—	29.5	皮膚の硬化, 色素沈着(40.6), 発熱(39.8), 口内炎(13.3), 60歳以上の高齢者では間質性肺炎・肺線維症に特に注意. 総投与量は300 mg以下とする
5.7/5.8	0.7/0.6	0.4	16.0	10.9	出血(19.4), 高血圧(17.9), 疲労・倦怠感(15.4), 鼻出血(15.3), 口内炎(11.7), 尿蛋白陽性(10.5), 感染症(8.4), 便秘(6.5), 発疹(6.3), 発熱(5.8), 関節痛(5.6), 筋肉痛(4.6), 味覚異常(4.6), 頭痛(4.3), 手掌・足底発赤知覚不全症候群(3.1), ショック・アナフィラキシー(1.9), 肺出血(1.2), 消化管穿孔(0.9), 瘻孔(0.3), 脳出血(0.1), うっ血性心不全(0.1未満), 血栓塞栓症, 高血圧性脳症, 高血圧性クリーゼ(頻度不明)
<0.1 0.3	<0.1/— <0.1	6.9	<0.1	18.3	発熱(16), 口内炎(13), 発疹(3), ショック(0.1未満), 60歳以上の高齢者では間質性肺炎・肺線維症に特に注意. 総投与量は150 mg以下とする
—	—	—	—	0.9	溶血性尿毒症症候群, 微小血管症性溶血性貧血(頻度不明)

(値は%, 一は頻度不明あるいは記載なし)

資料集

一般名 (商品名)	血液			消化器			
	白血球減少	ヘモグロビン減少	血小板減少	悪心・嘔吐	食欲不振	下痢	腹痛
ミトキサントロン (ノバントロン)	54.5	26.3	32.4	26.9	19.0	<0.1~5.0	<0.1~5.0
メトトレキサート (メソトレキセート)	13.9	5.3	9.8	49.9	59.7	10.3	3.5
リポソーム化ドキソルビシン (ドキシル)	93.2	85.1	60.8	60.8	50.0	23.0	4.1

❶ 抗悪性腫瘍薬の有害事象一覧

肝臓	腎臓	呼吸器	神経系	皮膚付属器	その他の有害事象および注意事項
AST/ALT上昇 肝機能障害	BUN/Cr上昇 Ccr低下	間質性肺炎	末梢神経障害	脱毛	
—/— 5.0<	<0.1 ~5.0	—	—	5.0<	本剤総投与量が160 mg/m^{2}をこえる場合にうっ血性心不全(0.3)になる場合がある。心筋障害, アナフィラキシー, 不整脈
16.8/19.0 —	0.9/0.7 —	—	0.5	8.5	発熱(13.3), 発疹・紅斑(11.3), 口内炎(10.9), 頭痛(2.1)
28.4/25.7 —	20.3/8.1 —	<1.0 ~5.0	6.8	24.3	好中球数減少(93.2), リンパ球数減少(89.2), 手足症候群(78.4), 赤血球数減少(75.7), 口内炎(77.0), 血中アルブミン低下(48.6), 血中LDH増加(51.4), 発疹(50.0), 疲労(45.9), 体重減少(32.4)

(値は%, —は頻度不明あるいは記載なし)

資料集

❷ 略語一覧　抜粋元のガイドラインにある略語を掲載

略語	正式名	頸癌	体がん	卵巣がん	外陰・腟がん
ABS	American Brachytherapy Society	○			○
ACOG	The American Congress of Obstetricians and Gynecologists	○	○		
ACR	American College of Radiology				○
AGO	Arbeitsgemeinschaft Gynäkologische Onkologie			○	
AIS	adenocarcinoma in situ	○			
AJCC	American Joint Committee on Cancer				○
AMH	anti-müllerian hormone			○	
AP	adriamycin and cisplatin		○		
ASA	American Society of Anesthesiologists			○	
ASCO	American Society of Clinical Oncology			○	○
ASTRO	American Society for Therapeutic Radiology and Oncology	○			
AUC	area under the concentration-time curve	○	○	○	
BEP	bleomycin, etoposide, and cisplatin		○	○	○
BIP	bleomycin, ifosfamide, and cisplatin	○			
BOMP	bleomycin, vincristine, mitomycin C, and cisplatin	○			
BSC	best supportive care	○	○	○	○
CAP	cyclophosphamide, doxorubicin (adriamycin) and cisplatin	○	○	○	○

❷ 略語一覧

略語	正式名	頸癌	体がん	卵巣がん	外陰・腟がん
CART	cell-free and concentrated ascites reinfusion therapy			○	
CBDCA	carboplatin				○
CC	cyclophosphamide and carboplatin				○
cCR	clinical complete response	○			○
CCRT	concurrent chemoradiotherapy	○			○
CIN	cervical intraepithelial neoplasia	○			○
CORT	combined operative and radiotherapeutic treatment	○			
CP	cyclophosphamide and cisplatin			○	○
CPT-P	irinotecan and cisplatin			○	
CQ	clinical question		○		○
CR	complete response	○	○	○	○
CSF	colony stimulating factor	○			○
CT	computed tomography	○	○	○	○
CTC	Common Toxicity Criteria				○
CTV	clinical target volume	○	○		
CYVADIC	cyclophosphamide, vincristine, adriamycin, and dacarbazine		○		
DC	docetaxel and carboplatin	○	○	○	
DCR	disease control rate			○	
DES	diethylstilbestrol				○
DFI	disease-free interval	○		○	
DFS	disease-free survival				
DG	docetaxel and gemcitabine		○		
DLT	dose-limiting toxicity	○			

347

資料集

略語	正式名	掲載ガイドライン 頸癌	掲載ガイドライン 体がん	掲載ガイドライン 卵巣がん	掲載ガイドライン 外陰・腟がん
DP	docetaxel and cisplatin		○		
DTIC	dacarbazine				○
ECOG	Eastern Cooperative Oncology Group	○		○	
EMA/CO	etoposide, methotrexate, actinomycin D, cyclophosphamide, and vincristine		○		
EORTC	European Organization for Research and Treatment of Cancer	○	○	○	○
EP/EMA	etoposide, cisplatin/etoposide, methotrexate, actinomycin D		○		
EPT	estrogen-progestogen therapy		○		
ESMO	European Society for Medical Oncology		○	○	
ET	estrogen therapy		○		
ETT	epithelioid trophoblastic tumor		○		
FA	fluorouracil and actinomycin D		○		
FDG-PET	2-deoxy-2-[18F]fluoro-D-deoxy glucose-positron emission tomography	○	○	○	○
FIGO	International Federation of Gynecology and Obstetrics	○	○	○	○
FN	febrile neutropenia	○		○	
FU	fluorouracil		○		
G1	Grade 1		○		
G2	Grade 2		○		
G3	Grade 3		○		
GC	gemcitabine and carboplatin			○	

❷ 略語一覧

略語	正式名	頸癌	体がん	卵巣がん	外陰・腟がん
GCIG	Gynecologic Cancer InterGroup			○	
G-CSF	granulocyte-colony stimulating factor	○	○	○	
GFR	glomerular filtration rate	○		○	
GINECO	Groupe d' Investigateurs Nationaux pour l' Étude des Cancers Ovariens			○	
GOG	Gynecologic Oncology Group	○	○	○	○
GTD	gestational trophoblastic disease		○		
GTN	gestational trophoblastic neoplasia		○		
GTS	growing teratoma syndrome			○	
GTV	gross tumor volume		○		
Gy	Gray	○	○		○
HBOC	hereditary breast and ovarian cancer			○	
hCG	human chorionic gonadotropin		○		
HDR	high dose rate	○	○		
HIV	human immunodeficiency virus				○
hMG	human menopausal gonadotropin		○		
HPV	human papillomavirus	○			○
HR	hazard ratio		○	○	
HRT	hormone replacement therapy		○	○	
HSIL	high grade squamous intraepithelial lesion				○
HSR	hypersensitivity reaction	○		○	
IAP	ifosfamide, adriamycin, and cisplatin		○		

資料集

略語	正式名	掲載ガイドライン 頸癌	掲載ガイドライン 体がん	掲載ガイドライン 卵巣がん	掲載ガイドライン 外陰・腟がん
ICON	International Collaborative Ovarian Neoplasm study			○	
ICS	interval cytoreductive surgery			○	
IDS	interval debulking surgery			○	
IGBT	image-guided brachytherapy				○
IMRT	intensity-modulated radiation therapy	○	○		○
IP	ifosfamide and cisplatin	○		○	
IP／ip	intraperitoneal			○	
IRB	institutional review board	○			
ISGyP	International Society of Gynecological Pathologists			○	
ISSVD	International Society for the Study of Vulvovaginal Disease				○
ITC	isolated tumor cells		○		
IV／iv	intravenous	○	○	○	
IVP	intravenous pyelography	○			○
JCOG	Japan Clinical Oncology Group (日本臨床腫瘍研究グループ)	○	○	○	○
JGOG	Japanese Gynecologic Oncology Group (婦人科悪性腫瘍研究機構)	○	○	○	○
LAVH	laparoscopic-assisted vaginal hysterectomy		○		
LDR	low dose rate	○			
LEEP	loop electrosurgical excision procedure	○			○
LEER	laterally extended endopelvic resection	○			
LIUD	levonorgestrel intrauterine device		○		

❷ 略語一覧

略語	正式名	掲載ガイドライン			
		頸癌	体がん	卵巣がん	外陰・腟がん
LSIL	low grade squamous intraepithelial lesion				○
MBO	malignant bowel obstruction			○	
M-CSF	macrophage-colony stimulating factor	○			○
MEA	methotrexate, etoposide, actinomycin D		○		
MITO	Multicenter Italian Trials in Ovarian cancer			○	
MPA	medroxyprogesterone acetate		○		
MRI	magnetic resonance imaging	○	○	○	○
MS	median survival	○			
MST	median survival time	○			
MTX／LV	methotrexate／leucovorin		○		
NAC	neoadjuvant chemotherapy	○		○	○
NCCCM	Neoadjuvant Chemotherapy for Locally Advanced Cervical Cancer Meta-analysis Collaboration	○			
NCCN	National Comprehensive Cancer Network	○	○	○	○
NCD	National Clinical Database				○
NCI	National Cancer Institute	○	○	○	○
NCIC	National Cancer Institute of Canada	○			
NHS	National Health Service		○		
NIH	National Institutes of Health	○		○	○
NS	not significant	○			○
NSGO	the Nordic Society of Gynecologic Oncology		○		

351

資料集

略語	正式名	頸癌	体がん	卵巣がん	外陰・腟がん
OCS	optimal cytoreductive surgery		○		
ORR	objective response rate			○	
OS	overall survival	○	○	○	○
PARP	poly ADP ribose polymerase			○	
pCR	pathological complete response	○			
PCS	patterns of care study	○			
PCS	primary cytoreductive surgery			○	
PDQ	(Cancer Information) Physician Data Query (from National Cancer Institute)	○	○		
PDS	primary debulking surgery			○	
PDT	photodynamic therapy	○			○
PET	positron emission tomography	○	○	○	○
PFI	progression-free interval	○		○	
PFS	progression-free survival	○	○	○	
PLA	pelvic lymphadenectomy	○			
PLD	pegylated liposomal doxorubicin			○	
PLD-C	pegylated liposomal doxorubicin and carboplatin			○	
PORTEC	Postoperative Radiation Therapy in Endometrial Carcinoma Trial		○		
PR	partial response	○	○	○	
PS	performance status	○	○	○	○
PSTT	placental site trophoblastic tumor		○		
PtFI	platinum-free interval	○		○	
PTV	planning target volume	○	○		

❷ 略語一覧

略語	正式名	掲載ガイドライン			
		頸癌	体がん	卵巣がん	外陰・腟がん
PTX	paclitaxel				○
PVB	cisplatin, vinblastine, and bleomycin			○	○
QOL	quality of life	○	○	○	○
RCOG	The Royal College of Obstetricians and Gynaecologists				○
RCT	randomized controlled trial	○			
RECIST	Response Evaluation Criteria in Solid Tumors	○			○
RFI	relapse-free interval	○			
RI	radioisotope	○	○		○
RRSO	risk-reducing salpingo-oophorectomy			○	
RT	radiation therapy	○	○		
RTOG	Radiation Therapy Oncology Group	○			
SBRT	stereotactic body radiotherapy	○			
SCC	squamous-cell carcinoma	○			
SCJ	squamo-columnar junction	○			
SCS	secondary cytoreductive surgery			○	○
SD	stable disease			○	○
SDS	secondary debulking surgery			○	
SEER	Surveillance, Epidemiology, and End Results (National Cancer Institute)	○	○	○	○
SGO	Society of Gynecologic Oncology			○	
SLN(B)	sentinel lymph node (biopsy)				○
SLO	second look operation			○	

353

資料集

略語	正式名	掲載ガイドライン			
		頸癌	体がん	卵巣がん	外陰・腟がん
SRS	stereotactic radiosurgery	○			
SUV	standardized uptake value		○		
SWOG	Southwest Oncology Group	○		○	
TAP	taxol (paclitaxel), adriamycin, and cisplatin		○		
TC	taxol (paclitaxel) and carboplatin	○	○	○	○
TE	taxol (paclitaxel) and etoposide		○		
TFI	treatment free interval	○		○	
TIC	tubal intraepithelial carcinoma			○	
TIP	taxol (paclitaxel), ifosfamide, and cisplatin			○	
TLH	total laparoscopic hysterectomy		○		
TP	taxol (paclitaxel) and cisplatin	○	○	○	○
TRD	treatment-related death	○			
u/d VIN	usual/differentiated vulvar intraepithelial neoplasia				○
UICC	Union for International Cancer Control			○	○
VAC	vincristine, actinomycin-D, and cyclophosphamide			○	○
VAIN	vaginal intraepithelial neoplasia				○
VEGF	vascular endothelial growth factor	○		○	
VelP	vincristine, ifosfamide, and cisplatin			○	
VIN	vulvar intraepithelial neoplasia				○

❷ 略語一覧

略語	正式名	掲載ガイドライン			
		頸癌	体がん	卵巣がん	外陰・腟がん
VIP	etoposide, ifosfamide, and cisplatin			○	
WBRT	whole brain radiation therapy	○			
WHO	World Health Organization	○	○	○	○
3D-CRT	3-dimensional conformal radiation therapy				○
95% CI	95% confidential interval	○			

子宮頸癌治療ガイドライン 2011 年版　　　索引

い
維持療法　48
イリノテカン　33, 61, 70

え
エストロゲン欠落症状　81
エトポシド　61
エピルビシン　61
遠隔転移　58
塩化ストロンチウム　66

か
カルボプラチン　59, 71

き
強度変調放射線治療　45
挙児希望　75

け
経過観察間隔　78
頸管内掻爬組織診　23
経口抗がん剤　48

こ
光線力学療法　13
広汎子宮全摘出術　28
コールドナイフ　12
骨転移　67
骨盤外再発　66
骨盤除臓術　64
骨盤神経温存　34
骨盤神経温存術　31
骨盤内再発　62
骨盤不全骨折　81

さ
再発腺癌　71

し
子宮外生存　76
子宮頸管縫縮術　74
子宮頸部円錐切除術　12
子宮傍結合織摘出術　20
シスプラチン　52, 59, 61, 70
絨毛羊膜炎　74
重粒子線治療　61
術後再発リスク因子　42
術後再発リスク分類　6
術後補助療法　42
術前化学療法　32
照射野外再発　66
照射野内再発　64
進行子宮頸癌　57

せ
性交障害　81
腺癌　24, 60
全骨盤照射　44
センチネルリンパ節　19, 27
全脳照射　67

そ
組織内照射　62

た
体幹部定位放射線治療　67

て
定位手術的照射　67

356

と
同時化学放射線療法　28, 30, 42
トポテカン　61, 70

に
妊娠中の広汎子宮頸部摘出術　75

ね
ネダプラチン　33, 61

の
脳転移　67
ノギテカン　70, 71

は
ハーモニックスカルペル　12
肺転移　67
排尿機能　34
排尿・排便障害　81
パクリタキセル　59, 61, 70
晩期有害事象　30, 31

ひ
微小浸潤腺癌　24
ビスホスホネート製剤　67
ビノレルビン　61

ふ
フルオロウラシル　48, 52

へ
ベバシズマブ　71
扁平・円柱上皮境界部　72

ほ
膀胱機能障害　34
傍大動脈リンパ節転移　38, 67

ま
マイトマイシンC　61

め
免疫療法　48

ら
卵巣移動術　28
卵巣温存　36
卵巣転移　37

り
リンパ浮腫　81

れ
レーザー　12

A
AIS　72, 73

C
CCRT　28, 30, 42
coin-biopsy　74

G
GOG85　53
GOG92　43
GOG120　53
GOG123　53
GOG204　61
GOG240　71

357

I
IMRT 45

J
JCOG505 59
JGOG1065 33
JGOG1066 52

L
LEEP 12
LEER 64

M
MEP療法 61

N
NAC 32
NCIC 53

P
parametrectomy 20

PDT 13

R
RTOG79-20 46
RTOG90-01 47, 51, 53

S
SBRT 67
SCJ 72
skip lesion 22
SRS 67

T
TC療法 71
TEP療法 61
TP療法 70

W
WBRT 67

数
^{89}Sr 67

子宮体がん治療ガイドライン 2013 年版　索引

あ

アクチノマイシン D　184, 186
アドリアマイシン（ドキソルビシン塩酸塩）　134, 156
アロマターゼ阻害薬　161, 181
アンスラサイクリン系薬剤　156

い

イホスファミド　174, 176

え

エストロゲン受容体　160
エトポシド　186
エトポシド単剤療法　185
エピルビシン　134, 156

お

黄体ホルモン剤　160
黄体ホルモン療法　136, 160, 162, 163, 164

か

可及的腫瘍減量術　150
拡大単純子宮全摘出術　102
下垂体性 hCG　195
画像検査　146
画像誘導小線源治療　159
カルボプラチン　134, 156
癌性腹膜炎　154
癌肉腫　172, 174

き

奇胎後 hCG 存続症　184

筋腫核出術　179

く

腔内照射　132, 138
クロミフェン　170

け

経過観察　146
経過観察の間隔　142
経腟超音波断層法検査　119, 166
血清腫瘍マーカー　145
ゲムシタビン　183

こ

広汎子宮全摘出術　102, 103, 104, 105
高リスク群　134
骨転移　159
骨盤内再発　154
骨盤・傍大動脈リンパ節郭清　114
骨盤リンパ節郭清　106, 107, 109
根治的放射線治療　132

さ

再発癌　154, 156, 158, 160
再発腫瘍径　159
再発部位　154
再発リスク　134

し

色素法　124
子宮外進展　150
子宮癌肉腫　172, 174, 176, 177

359

子宮頸部間質浸潤　104
子宮頸部浸潤　152
子宮摘出術　150
子宮内膜異型増殖症　128
子宮内膜間質肉腫　180, 182
子宮平滑筋肉腫　178, 182
シスプラチン　134, 156
絨毛癌　186, 188, 190
手術療法　150
出血　159
術後化学療法　134
術後再発　139
術後再発リスク分類　90
術後全腹部照射　134
術後腟断端再発　158
術後放射線治療　138, 154
術後補助療法　136
術後ホルモン療法　136
術前化学療法　152
術前放射線治療　152
術中迅速病理組織学的診断　120, 122
準広汎子宮全摘出術　102, 103, 104, 105
漿液性腺癌　114, 120, 151
症状緩和　158
進行癌　152, 156, 160
進行・再発子宮体癌　134
進行・再発子宮内膜間質肉腫　183
進行・再発平滑筋肉腫　182
侵入奇胎　184

す

髄腔内メトトレキサート投与　190

せ

切除不能進行癌　158
全骨盤照射　138
センチネルリンパ節　124
全脳照射　190
全腹部照射　140

そ

鼠径リンパ節　116

た

大網切除　110, 114
タキサン製剤　134, 156
タモキシフェン　136, 160, 171
単純子宮全摘出術　104, 105

ち

腟再発率　138
腟断端再発　158
腟断端細胞診　144
中リスク群　134
チロシンキナーゼ阻害薬　183

て

低悪性度子宮内膜間質肉腫　180, 181
定位手術的照射　189, 190, 191
低単位 real hCG 持続症例　195
低リスク群　134
転移癌　158

と

疼痛　159
特殊組織型　140
ドセタキセル　134, 156, 183

に

肉眼的残存病巣　151
妊孕性残存　164
妊孕性温存療法　166
妊孕性温存療法後の再発
　　　　　　　　168

の

脳転移　188, 190

は

肺転移　154
排卵誘発　170
パクリタキセル　134, 156, 176
パゾパニブ　183
パッキング法　133

ひ

微小転移　125

ふ

不完全摘出　156
腹腔鏡下手術　128
腹腔細胞診　126
腹式単純子宮全摘出術
　　　　　102, 172, 178
腹膜播種　152
プラチナ製剤　134, 156
フルオロウラシル　134
プロゲステロン受容体　160

へ

平滑筋肉腫　178

ほ

放射線治療　158
傍大動脈リンパ節郭清
　　　　107, 108, 109
傍大動脈リンパ節領域への照射　140
ホリナートカルシウム　184
ホルモン補充療法　148
ホルモン療法　160, 182

ま

末梢神経障害　157

み

未分化子宮内膜肉腫　180, 181

め

明細胞腺癌　114, 120
メトトレキサート　184, 186

ら

卵巣温存　112

り

臨床的侵入奇胎　184
リンパ節転移　122

る

類内膜腺癌 G1　160

361

れ

レトロゾール 181

A

apparent diffusion coefficient (ADC)値 118
AP 療法 134, 156

C

CA125 145
CA19-9 145
CAP 療法 135
CT 119
CYVADIC 療法 174

D

DC 療法 157
DG 療法 183
DP 療法 157

E

EMA/CO 療法 186
EP/EMA 療法 187
ETT 192

F

false-positive(phantom) hCG 195
FA 療法 187
FDG-PET/CT 119

G

GOG33 106
GOG99 139
GOG107 156
GOG122 134
GOG150 174
GOG161 177
GOG177 156
GOG184 135
GOG209 157
GOG232B 177
GOG249 139

H

hCG 低単位持続例 194
high risk GTN 186
hMG-hCG 療法 170
HRT 148

J

JGOG2033 135, 139
JGOG2041 157
JGOG2043 157

L

LAP2 study 129
low risk GTN 184

M

MEA 療法 186
MPA 136, 161, 162, 181
MRI 119

N

NSGO-EC-9501 135

O

optimal 151

P

PORTEC-1 138, 139
PORTEC-2 139

PSTT　192

Q
quiescent GTD　195

R
real hCG　194, 195
RI 法　124

S
SIR　171

SRS　189, 191
suboptimal　151

T
TAP 療法　135, 156
TC 療法　134, 156, 177
TEP 療法　135

数
Ⅲ・Ⅳ期　150

卵巣がん治療ガイドライン 2015 年版 索引

い
維持化学療法 238
遺伝性乳癌卵巣癌 218
イホスファミド 280
イリノテカン 259
イリノテカン＋シスプラチン療法 232
インヒビン B 288

え
エストラジオール 288
エストロゲン 252, 253
エトポシド 241, 259, 278, 280, 282

お
嘔気 242, 248, 266, 267
オキサリプラチン，カペシタビン併用療法 233
オクトレオチド 266, 267
オラパリブ 260

か
化学療法感受性と TFI 259
過敏性反応 242
顆粒膜細胞腫 288
カルボプラチン 226, 242
癌性腹膜炎 241
患側付属器摘出術 216, 254, 276, 284

き
奇形腫 277

け
経過観察 248, 257, 282
経過観察の間隔 246
ゲムシタビン 241, 259
下痢 242, 243

こ
交差耐性 258
抗ミュラー管ホルモン 288
骨髄抑制 227, 242, 245
骨盤・傍大動脈リンパ節郭清（生検） 210, 272, 276, 284
コルチコステロイド 266

さ
最大限の腫瘍減量術 212, 268, 272, 276
再発卵巣癌の化学療法 259, 261

し
子宮全摘出術 210, 254, 272, 276, 284
シスプラチン 228, 278, 280
術前化学療法 236, 270
術中迅速病理検査 222
腫瘍マーカー 249, 251, 288
消化器症状 242
進行卵巣癌 212, 214, 236
浸潤性腹膜インプラント 255, 256, 257

せ
精巣胚細胞腫瘍 278, 283
セルトリ・間質細胞腫瘍 287

そ
早期治療介入 250

た
大網切除術 210, 216, 254, 272, 276, 284
大量化学療法 280
脱感作療法 242, 243

ち
虫垂 211, 213, 225, 254
腸管 210, 245, 263
腸管穿孔 235
腸管部分切除 213, 268
腸閉塞 266

て
ディスジャーミノーマ 276
テムシロリムス 233

と
ドセタキセル 228, 241, 243, 259
トポテカン 238, 241, 258, 259

に
二次性白血病 279
二次発がん 283
妊孕性温存 216, 254, 276, 282, 284

の
脳転移 264
ノギテカン 238, 241, 259

は
パクリタキセル 226, 241, 242, 258, 280
発熱性好中球減少 242

ひ
被膜破綻 220
ビンブラスチン 280

ふ
腹腔鏡下手術 220
腹腔細胞診 210, 216, 254, 272, 276, 284
腹腔静脈シャント 266, 267
腹腔内化学療法 234, 271
腹腔内各所の生検 210, 216, 272, 276, 284
腹腔内精査 254, 276, 284
腹水貯留 266
腹水ドレナージ 266
腹水濾過濃縮再静注法 266, 267
腹膜切除 269
ブチルスコポラミン 267
プラチナ製剤感受性 261
プラチナ製剤抵抗性 261
プラチナ製剤不応性 240
ブレオマイシン 278
ブレオマイシンの肺毒性 279
分子標的治療薬 244

へ
ベバシズマブ 233, 241, 244, 245, 258, 260, 275

365

ほ

放射線治療 264, 286
ホルモン補充療法 219, 252

む

無月経 282

ゆ

有害事象 242, 245

ら

卵巣機能 283
卵巣毒性 282, 283

り

リポソーム化ドキソルビシン 229, 241, 258, 261
両側付属器摘出術 210, 254, 272, 276, 284
リンパ節病変 254

ろ

ロペラミド 243

A

ACTION 230
After-6 239
AGO-GINECO 238
AMH 288

B

BEP 療法 278, 282, 286
best supportive care(BSC) 240
BRCA1/2 遺伝子 218

C

CA125 249, 250
Calvert 式 227
CALYPSO 260, 261
CAP 療法 228
CART 266, 267
CHORUS 237
Cockcroft 式 227
complete surgery 212
CP 療法 228, 232
CPT-P 療法 232

D

DC 療法 228
debulking surgery 212, 268, 272, 276
Denver シャント 267
DFI 259, 262
disease control rate(DCR) 241
disease free interval(DFI) 258, 260
dose-dense TC 療法 226, 270, 274

E

EORTC55971/NCIC OV13 237
EORTC-GCG 214
ESMO ガイドライン 246

G

GC 療法 260
GCIG/JGOG3017 233
GOG114/SWOG9227 234

G

GOG78 279
GOG152 215
GOG172 234
GOG178 238
GOG218 244, 245

H

HBOC 218
HRT 219, 252
HSR 242

I

ICON1 230
ICON3 228
ICON4/OVAR 2.2 261
ICON7 244
IDS 225
interval debulking surgery (IDS) 214, 236, 273
IP療法 234

J

Jelliffe式 227
JGOG3014 232
JGOG3016 226, 227, 270, 274

M

MITO-1 239
MITO-2 229
MRC OV5/EORTC55955 250
mTOR 233

N

NAC 236, 270
NAC+IDS 236
NCCNガイドライン 219, 221, 231, 240, 246, 248, 249, 256, 257, 272, 275, 279, 281, 287
NICEガイドライン 231
NIH consensus statement 248

O

OCEANS 260, 261
optimal surgery 212, 234, 236
OVA-301 261
OVAR 2.5 261

P

PDS 212, 214, 237, 270
PET/CT 249
platinum refractory 240
PLD-C療法 229, 260
PtFI 259
PVB療法 282, 286

R

risk-reducing salpingo-oophorectomy (RRSO) 218

S

S-1 233
SCOTROC1 228
secondary debulking surgery (SDS) 262, 280
SEER 285
staging laparotomy 210, 216, 224, 230, 254, 284
suboptimal surgery 212,

367

214
SWOG8501/GOG104
　　　　　　　234

T

TC 療法　244, 260
TC 療法(conventional TC 療法)
　　　　　226, 270, 274

TFI　259
TIP 療法　280
TP 療法　275

V

VAC 療法　278, 282
VeIP 療法　280
VIP 療法　280

外陰がん・腟がん治療ガイドライン 2015 年版　索引

い
- イソスルファンブルー　310
- 一括切開法　302
- イピリムマブ　331
- インドシアニングリーン　310

か
- 外陰パジェット病　328
- 外部照射　322
- カルボプラチン　315

き
- 局所切除術　300, 301, 304, 317, 328, 331

け
- 経過観察　316, 326
- 原発巣の厚さ　330

こ
- 抗 CTLA-4 抗体　331
- 抗 PD-1 抗体　331
- 広汎外陰切除術　302, 318
- 骨盤除臓術　306, 324, 331
- 根治的外陰部分切除術　304

し
- シスプラチン　313, 314, 319
- 手術不能　312
- 術前化学療法　306
- 術中迅速病理検査　329

せ
- 切除マージン　304, 312, 328, 330
- 全腟壁切除術　321
- センチネルリンパ節生検　310, 330

そ
- 創部離開　303
- 鼠径リンパ節郭清　308

た
- ダカルバジン　330
- 単純外陰切除術　301

ち
- 腟上皮内腫瘍　320
- 中央遮蔽　323
- 直腸腟瘻　325

て
- テクネチウム製剤　310

と
- 同時化学放射線療法　318

に
- ニボルマブ　331

は
- パクリタキセル　314, 319
- パテントブルー　310

ひ
- ビノレルビン　315, 319
- 被膜外浸潤　312
- ビンクリスチン　314

ふ
- 部分腟壁切除術　321

ふ
フルオロウラシル　314
ブレオマイシン　314
分割切開法　302, 303

ほ
膀胱腟瘻　325

ま
マッピング生検　328

み
密封小線源治療　322
ミトキサントロン　315

め
メトトレキサート　314

れ
レーザー蒸散術　301, 320, 321

ろ
ロムスチン　314

A
ACR　326

B
best supportive care (BSC)　318
Bowen 様丘疹症　300

C
CCRT　318, 319

D
dVIN　300

F
FDG-PET　327

G
GOG37　309, 313
GOG74　309, 319
GOG88　319
GOG205　307

H
HSIL　300, 320, 321

L
laser vaporization　320
loop electrosurgical excision procedure (LEEP)　320
LSIL　300, 320

M
mapping biopsy　328

N
National Cancer Database　325
NCI　316, 326

P
pelvic exenteration　306, 324
PS　318

Q
QOL　317, 327

R
radical local excision　304

radical vulvectomy 302
RI 法 310

S

separate incision 302
skin bridge recurrence 303

U

ultrastaging 311

V

VAIN 320

W

wide local excision 300, 304, 328

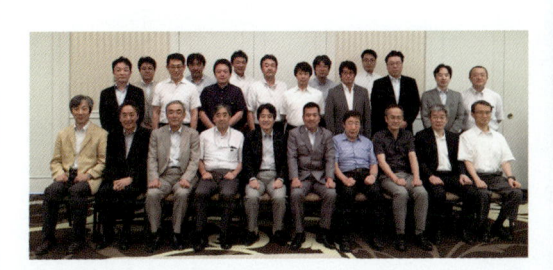

婦人科がん治療ガイドライン エッセンシャル 2016 年版 作成委員会
〔2015 年 8 月 6 日，於ホテルメトロポリタン盛岡ニューウイング〕

MEMO

MEMO

婦人科がん治療ガイドライン エッセンシャル 2016 年版

定価（本体 4,000 円＋税）

2016 年 4 月 25 日　第 1 版第 1 刷発行

編　集　日本婦人科腫瘍学会

発行者　福村　直樹

発行所　金原出版株式会社

〒 113-8687　東京都文京区湯島 2-31-14
電話　編集　　（03）3811-7162
　　　営業　　（03）3811-7184
FAX　　　　　（03）3813-0288
振替口座　　　00120-4-151494
http://www.kanehara-shuppan.co.jp

©日本婦人科腫瘍学会，2016
検印省略
Printed in Japan

ISBN 978-4-307-30126-8　　　　　　　　　　　　横山印刷

JCOPY　<㈳出版者著作権管理機構　委託出版物>

本書の無断複製は著作権法上での例外を除き禁じられています。複製される場合は，そのつど事前に㈳出版者著作権管理機構（電話 03-3513-6969, FAX 03-3513-6979, e-mail：info@jcopy.or.jp）の承諾を得てください。

小社は捺印または添付紙をもって定価を変更致しません。
乱丁・落丁のものは小社またはお買い上げ書店にてお取り替え致します。